难病奇方系列丛书（第四辑）

四逆汤

总主编　巩昌镇　马晓北

编　著　高占华　巩昌靖

中国医药科技出版社

内 容 提 要

　　本书从理论研究、临床应用和实验研究方面阐述四逆汤。上篇理论研究，主要讲述四逆汤的来源、组成、用法以及历代医家对四逆汤的认识等。中篇临床应用，详细讲述了各科疾病和疑难病应用四逆汤的临床经验和病案。下篇实验研究，讲述四逆汤中单味药的化学成分、药理作用，并叙述了四逆汤全方的药理作用等。全书内容翔实，实用性强，适合广大中医学生，中医临床医生，中医爱好者参考。

图书在版编目（CIP）数据

　　四逆汤/高占华，巩昌靖编著.—北京：中国医药科技出版社，2013.1
　　（难病奇方系列丛书．第4辑）
　　ISBN 978 - 7 - 5067 - 5658 - 7

　　Ⅰ.①四…　Ⅱ.①高…　②巩…　Ⅲ.四逆汤 - 研究　Ⅳ.①R286
　　中国版本图书馆 CIP 数据核字（2012）第 219014 号

美术编辑　陈君杞
版式设计　郭小平

出版　中国医药科技出版社
地址　北京市海淀区文慧园北路甲 22 号
邮编　100082
电话　发行：010-62227427　　邮购：010-62236938
网址　www.cmstp.com
规格　958×650mm $\frac{1}{16}$
印张　9
字数　133 千字
版次　2013 年 1 月第 1 版
印次　2023 年 10 月第 4 次印刷
印刷　北京市密东印刷有限公司
经销　全国各地新华书店
书号　ISBN 978-7-5067-5658-7
定价　**29.00 元**
本社图书如存在印装质量问题请与本社联系调换

《难病奇方系列丛书》(第四辑)编委会

总 主 编　巩昌镇　马晓北

副总主编　刘　伟　姜　文

编　　委（按姓氏笔画排序）

王　福	王玉贤	王国为	王国利
王建辉	王莹莹	王景尚	王佳兴
韦　云	古　励	代媛媛	巩昌靖
巩昌镇	刘　伟	刘　灿	刘一凡
刘晓谦	孙　鹏	杜　辉	杨　莉
李宏红	李　楠	吴峻艳	何　萍
何新蓉	余志勇	闵　妍	迟　程
张　硕	张　晨	陈冰俊	陈　红
林伟刚	罗成贵	罗良涛	周庆兵
周劲草	赵玉雪	姜　文	高占华
高　杰	唐代屹	唐　杰	黄　凤

董继鹏　韩　曼　韩淑花　储　芹
路玉滨　薛　媛

分册编著

酸枣仁汤	杜　辉	刘　伟
普济消毒饮	周庆兵	巩昌靖
三仁汤	罗良涛	刘　伟
当归四逆汤	韩　曼	巩昌靖
真武汤	林伟刚	巩昌镇
知柏地黄丸	李　楠	刘　伟
青蒿鳖甲汤	周劲草	姜　文
增液汤	王玉贤	巩昌靖
香砂六君子汤	黄　凤	刘　伟
镇肝熄风汤	唐　杰	姜　文
炙甘草汤	罗成贵	刘　伟
膈下逐瘀汤	王佳兴	刘　伟
生化汤	代媛媛	姜　文
甘露消毒丹	韩淑花	巩昌靖
四逆汤	高占华	巩昌靖
独活寄生汤	闫　妍	刘　伟
右归丸	王景尚	巩昌镇
当归芍药散	王建辉	张　硕
导赤散	王　福	巩昌靖

身痛逐瘀汤	刘 灿	刘 伟
失笑散	陈冰俊	姜 文
半夏泻心汤	董继鹏	刘 伟
左归丸	王国为	巩昌镇
通窍活血汤	余志勇	姜 文
苓桂术甘汤	李宏红	刘 伟
一贯煎	何 萍	巩昌靖
平胃散	韦 云	巩昌靖
少腹逐瘀汤	王莹莹	杨 莉
小建中汤	刘晓谦	姜 文
麻杏石甘汤	张 晨	刘 伟
仙方活命饮	高 杰	赵玉雪

《难病奇方系列丛书》第四辑

前 言

　　《难病奇方系列丛书》新的一辑——第四辑又和大家见面了。

　　中医药是中华文明的一份宝贵遗产。在这份遗产中，中药方剂是一串串夺目璀璨的明珠，而那些百炼千锤、结构严谨、疗效可靠的经典名方则更是奇珍异宝。

　　几千年来，经典方剂跨越时代，帮助中华民族健康生息、祛病延寿。它们并未因时代的变迁而消失，也未因社会的发展而萎谢，更未因西医学的创新而被抛弃。恰恰相反，它们应时而进，历久弥新。一代一代的学者丰富了经典方剂的理论内涵，一代一代的医生扩展了经典方剂的应用外延，面对西医学的飞速发展，经典方剂依然表现出无限的生命力和宽广的适用性。

　　今天，经典方剂又跨越空间，走向世界，帮助全人类防病治病。在加拿大的中医诊所里，摆满了张仲景的《四逆汤》、《金匮肾气丸》，王清任的《血府逐瘀汤》、《少腹逐瘀汤》。走进英国的中医诊所，到处可见宋代《局方》的《四物汤》和《四君子汤》，张介宾的《左归丸》和《右归丸》。在美国的近两万家针灸和中医诊所里，各种各样的中医经典方剂，如《小柴胡汤》、《六味地黄丸》、《补中益气汤》和《逍遥散》等等，都是针灸师、中医师的囊中宝物。经典方剂已经成为世界各国中医临床医生的良师益友。他们学习应用这些方剂，疗效彰显，福至病家。

　　中医方剂的走向世界，也进一步使中医方剂的研究走进了西方的研究机构。中医中药的研究在澳大利亚悉尼大学的中澳中医研究中心已经展开。在英国剑桥大学中医中药实验室里，樊台平教授带领的团队对传统中医复方情有独钟。特别值得一提的是，在美国耶鲁大学医学院的实验室里，郑永齐教授的研究团队把黄芩汤应用到治疗肝癌、胰腺癌、直肠癌等疾病上。这个团队在临床前试验、一期临床试验、二期临床试验、三期临床试验方面步步推进，并对用黄芩汤与传统化疗药物结合以降低化疗药物的毒副作用和提高临床效果进行了周密的研究。这些研究证实了黄芩汤的经典应用，拓广了黄芩汤的现代应用范围，用西医学方法为这一经典方剂填补了一个丰富的注脚。他们十多年的精心临床研究结果广泛发表在美国《临床肿瘤学杂志》、《传统药物杂志》、《色谱学杂志》、《临床大肠癌杂志》、《国际化疗生物学杂志》、《抗癌研究杂志》、《转译医学杂志》、《生物医学进展》、《胰腺杂志》和英国《医学基因组学杂志》等主流医学杂志上。有关黄芩汤的大幅报道甚至出现在美国最主流的报纸《华尔街日报》上。

中国医药科技出版社出版的这套《难病奇方系列丛书》，爬罗剔抉，补苴罅漏，广泛收集了经典方剂的实验研究成果与临床应用经验，是名方奇方的集大成者。

丛书迄今已经出版了三辑，共收四十三个经典方剂。每一经典方剂自成一册，内容包括理论研究、临床应用、实验研究三部分。理论研究部分探讨药方的组成、用法、功效、适应证、应用范围、组方原理及特点、古今医家评述、方剂的现代理论研究。临床应用部分重点介绍现代科学研究者对该方的系统性临床观察以及大量临床医家的医案病例和经验总结。实验研究部分探讨方剂中的每一味中药的现代药理作用，并以此为基础研究该方治疗各系统疾病的作用机制。

沿着同一思路，《难病奇方系列丛书》第四辑继续挖掘先贤始创而在现代临床上仍被广泛使用的经典方剂，并汇有大量临床经验和最新研究成果，以飨中医临床医生、中医研究者、中医学生以及所有的中医爱好者。

美国中医学院儒医研究所

巩昌镇 博士

2012 年秋于美国

目录

上篇　理论研究

中篇　临床应用

目录

下篇　实验研究

上 篇

理论研究

第一章

概　述

第一节　四逆汤的来源和组成

（一）来源

　　四逆汤来源于东汉张仲景所著《伤寒论》，功效：回阳救逆。主治少阴病之阳气衰微，阴寒内盛证之四肢厥逆，恶寒蜷卧，呕吐不渴，腹痛下利，神衰欲寐，舌苔白滑，脉象细微，或太阳病汗多亡阳者。原方载于《伤寒论·辨太阳病脉证并治上》，为回阳救逆的代表方。本方为治疗阴盛阳衰的四逆（指四肢自指＜趾＞端向上逆冷，直至肘膝以上，四肢为诸阳之本，三阴三阳之脉相接与手足，一旦阳衰阴盛，少阴枢机不利，阳气不达与四肢，则形成四肢厥逆之侯）而设，以解四肢厥逆，使阳气舒展而达四肢，故名"四逆汤"。

（二）组成

　　四逆汤是一首回阳救逆的方剂，其药物组成为：生附子一枚，干姜一两半，炙甘草二两，水煎服。

第二节　四逆汤的功效与主治

一、方中药物的功效与主治

　　1. 炙甘草：又名"国老"、"灵通"、"甜草"等。始载于《神农本草经》，列为上品，为豆科植物甘草、胀果甘草或光果甘草的干燥根及根茎。味甘，平。归心、肺、脾、胃经。功效益气补中，清热解毒，祛痰止咳，缓急止痛，调和药性。主治脾胃气虚及调和药性。脾胃气虚证：炙用温而补中，益气健脾，用之脾胃气虚，倦怠乏力，食少便溏者常与人参、白术、茯苓配伍，有健脾益气之效；调和药性：本品味甘性平，得中和之性，毒药得之解其毒，刚药得之和其性，表药得之助其外，下药得之缓其速，调和药性，每为要药，故有"国老"之美誉。

用于心悸脏燥。甘草能补益心气，能鼓动血脉，用之心气不足，心动悸，脉结代，常与人参、生地、阿胶等药配伍，有益气复脉，滋阴养血之效，如炙甘草汤；治心虚肝郁，心神失主，喜悲伤欲哭之妇人脏燥，常配浮小麦、大枣益气养血，宁心安神，如甘麦大枣汤。

用于咳嗽气喘。甘草能补益肺气，润肺止咳，无论外感内伤，寒热虚实，新病久咳均可应用，常配伍麻黄、杏仁、生姜治风寒咳嗽，如三拗汤；配伍桑叶、菊花、桔梗治风热咳嗽，如桑菊饮；配伍石膏、茯苓、五味子、细辛治肺热喘咳，如麻杏石甘汤等。

用于治疗脘腹四肢挛急疼痛。甘草能补脾益气，缓急止痛。中焦虚寒，脘腹隐痛者，常与桂枝、饴糖、生姜、大枣同用，如小建中汤；因阴血不足，筋脉失养，脘腹挛急疼痛，常配芍药，如芍药甘草汤；因肝郁胁痛，常配伍柴胡、当归、芍药。

此外，还可用于治疗痈疽疮疡，咽喉肿痛，具有清热解毒之功效；还可用于治疗各种药物、食物中毒，单用或与绿豆、黑豆、金银花等同用皆可。

［使用注意］甘草不宜与甘遂、大戟、芫花、海藻同用。

［历代医学论述］

李杲：甘草，生用则补脾胃不足，而大泻心火，炙之则补三焦元气而散表寒，除邪热，去咽痛，缓正气，养阴血，还可调和药性。

张景岳：甘草，既能解毒，又能调和药性，随气药入气，随血药入血，无往不可，故称"国老"。

孙思邈：甘草，有解毒之功，如甘豆汤。

2. 附子：又名"铁花"、"五毒"。始载于《神农本草经》，列为下品，为毛茛科植物乌头的子根加工品。味辛、甘，热，有毒。归心、肾、脾经。功效：回阳救逆，助阳补火，散寒止痛。

亡阳证。附子，为纯阳燥烈之品，效力强大，能上助心阳以通心脉，中温脾阳以散寒，下补肾阳以益火，能复散失之元阳，有回阳于顷刻之间之效，为"回阳救逆第一品药"，常与干姜、甘草同用，以回阳救逆；与人参同用，以回阳救逆，益气固脱。

阳虚证。阳痿宫冷不孕不育。附子可治肾阳不足，命门火衰所致阳痿宫冷，不孕不育，腰膝冷痛，夜尿频多，常与肉桂、山茱萸、熟地等同用，以温补肾阳，填精补血；阳虚久泻久痢，常与葱白、干姜同用，以驱逐阴寒，温通阳气；阳虚水肿，常与茯苓、白术、干姜等同用，以温阳利水；阳虚外感风寒，常配麻黄、细辛，以助阳解表，温经散寒。

痹证。寒痹，常与桂枝、白术、甘草等同用，治疗风寒湿痹证；与桂枝、生姜同用，治疗太阳病，风湿相搏；与茯苓、人参、白术等同用，治疗阳虚寒湿内侵。胸痹，常与薏苡仁同用，温阳以助气化。

虚寒证。治疗虚寒头痛，与生姜、高良姜同用；治疗风寒流注，偏正头痛，与附子、全蝎、钟乳粉同用；治疗气虚头痛，与煅石膏同用；治疗寒证头痛，虚寒腹痛，与党参、白术、干姜同用；治疗脾肾阳虚，与半夏、甘草、大枣、粳米同用；治疗腹中寒气痛，虚寒腹痛便秘，与大黄、细辛等同用；治疗虚寒痛经，与当归同用。

［使用注意］附子反半夏、瓜蒌、知母、白蔹、白及。有毒，内服须经炮制。

［历代医家论述］

《汤液本草》：附子无干姜不走。

《伤寒蕴药》：附子，乃阴证之要药。

《本草汇言》：附子，回阳气，散阴寒，逐冷痰，通关节之猛药也。

《本草经读》：附子，为回阳救逆第一品药。

《本草正义》：附子，为通行十二经纯阳之要药。

3. 干姜：又名"白姜"、"均姜"、"干生姜"。始载于《神农本草经》，列为中品，为姜科植物姜的干燥根茎。味辛，热。归脾、胃、心、肺经。功效：温中散寒，回阳通脉，温肺化饮。主治：腹痛及呕吐泄泻。腹痛：治疗脾胃虚寒，脘腹冷痛，常与党参、白术等同用，以温中健脾补气；与党参、花椒、饴糖同用，以温中补虚止痛；与麻黄、白芷、肉桂等同用，以解表温里止痛。呕吐泄泻：常与高良姜同用，治胃寒呕吐；与半夏、人参同用，治疗胃寒妊娠遏阻，呕吐不止；与黄芩、黄连、人参等同用，治疗上热下寒，寒热格拒，食入即吐；与党参、白术、甘草同用，治中寒水泻。

亡阳证。干姜有温阳守中，回阳通脉的功效，与附子协同，增强回阳救逆之功效，可以治疗心肾阳虚，阴寒内盛所致的亡阳厥逆，脉微欲绝。"附子无干姜不热。"与人参、附子等同用，可治疗亡阳暴脱，下利，妄血，四肢厥逆，脉微等；用于寒饮咳喘，常与细辛、五味子、麻黄等同用；用于蛔厥证，常与乌梅、细辛、黄连等同用；用于寒积便秘，常与大黄、附子、人参等同用；用于水肿证，常与附子、白术、茯苓等同用。

［历代医家论述］

《珍珠囊》：干姜其用有四：通心助阳，一也；去脏腑沉寒痼冷，二也；发诸经之寒气，三也；治感寒腹痛，四也；

《本草求真》：干姜，大热，无毒，守而不走。凡胃中虚冷，元阳欲绝，合以附子同投，则能回阳立效，故书有"附子无干姜不热"之句。凡寒内入，而见脏腑痼弊，关节不通，经络寒疾，反胃隔绝者，无不借此以为拯救除寒。

《药品化义》：干姜，气则走泄，味则含蓄，比生姜辛热过之，所以止而不行，专散里寒，生姜主散，干姜主守，一物大相窘同。

二、四逆汤全方的功效与主治

[功效] 回阳救逆。

[主治] 少阴病。四肢厥逆，恶寒蜷卧，呕吐不渴，腹痛下利，神衰欲寐，舌苔白滑，脉微细，或太阳病误汗亡阳，而见四肢厥逆，面色苍白，脉微细。

[病机分析] 寒为阴邪，易伤阳气，寒邪深入少阴，伤及肾阳，肾阳为一身阳气之根本。肾阳衰微，全身及肢体失于温煦，故见四肢厥逆，恶寒蜷卧。脾主运化水谷精微，依赖于肾阳的温煦，肾阳衰则不能温煦脾阳。脾失运化之职，致清阳不升反而下陷，浊阴不降反而上逆，故呕吐下利。阳虚寒盛，寒性凝滞，故见腹痛。阳气充实，精神才能旺盛，今阳气虚衰，神失所养，则见神衰欲寐，太阳误汗，阳气随汗外泄，损伤心肾之阳，而致阳气大虚之亡阳证。阳气虚衰，无力鼓动血行，则见脉微而细。

[配伍意义] 本方所治为寒邪深入少阴所致的寒厥证，病至少阴，阳衰阴盛，脉微肢厥，非大剂辛热之剂，不足以破阴回阳而救逆。方中附子为大辛大热之品，为补益先天命门真火之第一品药，能通行十二经脉，迅达内外以温肾助阳，驱寒救逆，为君药。干姜温中焦之阳而除里寒，助附子升发阳气，《本经输注》："附子以走下，干姜以守中，有姜无附，难收斩将夺旗之功，有附无姜，难取坚壁不动之效。"附姜同用，可温壮脾肾之阳，驱寒救逆。但二药过于温燥，恐伤津液，因而以炙甘草为佐，调和诸药，以制约附姜大辛大热之品劫伤阴液之弊。此外，甘草配干姜，又可以温脾健阳，脾阳得健，则水谷运化正常，如此则脾肾之阳得补，先后天相互资助，以建回阳救逆之功。

[配伍特点] 主要取攻专力强的大辛大热之品相须为用，以加强破阴复阳之力，配伍甘温益气之药，既能解毒，又能缓其过于辛热之性。

[临证加减] 寒气胜者，重用附子、干姜；体虚脉弱者，加党参、

黄芪；脾气不足者，加焦白术、炒山药；腰痛者，加桑寄生、杜仲；下肢浮肿，小便少者，加茯苓、泽泻。

[使用注意] 本方乃治阳衰阴盛之厥逆，如属真热假寒者，当禁用；凡因寒盛格阳于外而见面红、烦躁等真寒假热者，为防热汤格拒，可将汤冷服。

第二章
古今医家的论述

1. 成无己："此汤升发阳气，却散阴寒，温经暖肌，是以四逆名之。甘草味甘平，《内经》曰：'寒淫于内，治以甘热，却阴扶阳，必以甘为主，是以甘草为君。'干姜味辛热，《内经》曰：'辛以润之，开发腠理，致津液通气也，暖肌温经，必凭大热，是以附子为使，此奇制之大剂也。四逆属少阴，少阴者肾也，肾肝位远，非大剂则不能达。''远而奇偶。制大其服，此之谓也'。"（《伤寒明理论》卷四）

2. 许宏："今此四逆汤，乃治病在于里之阴者用也，且下利清谷，脉沉无热，四肢厥逆，脉微，阳气内虚，恶寒脉弱。大吐大下，元气内脱。若此诸症，但是脉息沉迟微涩，虚脱不饮水者，皆属于阴也。必以附子为君，以温经济阳；以干姜为臣，辅甘草为佐为使，以调和二药而散其寒也。《内经》曰：'寒淫于内，治以干热。'又曰：'寒淫所胜，平以辛热。乃附子之热，干姜之辛，甘草之甘是也'。"（《金镜内台方议》）

3. 汪昂："此足少阴药也。寒淫于内，治以甘热。故以姜、附大热之剂，升发阳气，表散寒邪。甘草亦补中散寒之品，又以缓姜附之燥热。必冷服者，寒盛于内，热饮则格拒不纳。经所谓热因寒用。"（《医方集解·祛寒之剂》）

4. 钱潢："此以真阳虚衰，阴邪肆逆，阳气不充于四肢，阴阳不相顺接，故手足厥冷而为厥逆，咽中甘也。若重发其汗，更加烧针取汗，则孤阳将绝矣。仲景急以温经复阳为治，故立四逆汤。其以甘草为君者，以甘草甘和而性缓，可缓阴气之上逆，干姜温中，可以救胃阳而温脾土。即所谓四肢皆禀气于胃而不得至经，必因于脾，乃得禀焉，此所以脾主四肢也。附子辛热，直走下焦，大补命门之真阳，故能治下焦逆上之寒邪，助清阳之升发而腾达于四肢。则阳回气暖而四肢无厥逆之患矣，是以名之曰四逆汤也。"（《伤寒溯源集》卷四）

5. 王子接："四逆者，四肢逆冷，因证以名方也。凡三阴-阳证中，有厥者皆用之。故少阴用以救元海之阳，太阴用以温脏中之寒，厥阴薄厥，阳欲立亡，非此不救。至于太阳误汗亡阳亦用之者，以太、少为水火之主，非交通中土之气，不能内复真阳，故以生附子、生干姜彻上彻下，开辟群阴，迎阳归舍，交接于十二经。反复以炙甘草监之者，亡阳不至于大汗，则阳未必尽亡，故可缓制留中，而为外召阳气之良法。"(《绛雪园古方选注》卷上)

6. 吴谦，等："方名四逆者，主治少阴中外皆寒，四肢厥逆也。君以炙甘草之甘温，温养阳气；臣以姜、附之辛温，助阳胜寒，甘草得姜、附，鼓肾阳，温中寒，有水中暖土之功；姜、附得甘草通关节，走四肢，有逐阴回阳之功力。肾阳鼓，阴寒消，则阳气外达，而脉升手足温矣。"(《医宗金鉴·删补名医方论》卷八)

7. 吴昆："论曰：'自利不渴属太阴。太阴主水谷，病故自利，内有真寒，故不渴。阴证者，举三阴而言，则又非独太阴矣，病在里，故脉沉。寒则血脉凝涩，故身痛。四肢受气于里，里寒则阳气不能宣布于手足，故四肢厥逆而冷，下利亦是里寒，脉不至者，寒极而脉藏伏也。'经曰：'寒淫于内，治以甘热。故用甘草、姜、附子，大热之剂。升发阳气，驱散阴寒，能温经暖肌而回四逆。因以名汤焉。'然必凉服者，经曰：'治寒以热，凉而行之是也。否则戴阳者，反增上燥，耳目口鼻皆血者有矣，药之难用也有如此'。"(《医方考》卷一)

8. 徐彬："此舍标治本之法也。谓欧而有微热，乃表邪欲出之象，然而脉弱则内虚矣。小便利，知非下焦有热，甚且见厥，是少阴之寒邪复重矣。则前之呕与热，乃有表而甚微者，若更兼治其火与饮，则下益寒，故曰难治。而以四逆汤主之，意从少阴病治法，铲其本寒，则真阳得助，而微表自解。故附子生用有发散之意也。"(《金匮要略论注》卷十七)

中 篇

临床应用

第一章

内 科 病 证

第一节 呼吸系统疾病

一、结核性胸膜炎

结核性胸膜炎是结核菌由近胸膜的原发病灶直接侵入胸膜，或经淋巴管血行播散至胸膜而引起的渗出性炎症。常见于 3 岁以上的儿童，主要发生在原发感染 6 个月内，原发灶多在同侧肺内，往往不能被发现。发病与患儿对结核菌高度敏感有关。临床主要表现为发热、咳嗽伴病侧胸痛、气急等。

【病案举例】

张氏[1]治疗病案，杨某，男，18 岁。结核性胸膜炎 9 个月，近日突然高烧畏寒，体温 39.8℃，西医诊断为：急性粟粒性肺结核并结核性胸膜炎。患者精神萎靡，形体消瘦，呼吸急促，面色㿠白，口唇淡白，舌淡胖，边有齿痕，苔薄白润，脉细数无力。虽值夏日，仍觉不温，身覆厚被。中医诊为肾阳虚衰，阴寒内盛，虚阳外越。治宜急温少阴，益气摄阳。处方：制附子 15g，干姜 9g，肉桂（冲）1g，黄芪 30g，党参 15g，茯苓 12g，白术 12g，半夏 10g，陈皮 9g，甘草 3g，6 剂后体温降至 36.8℃，续服 1 周，体温正常。

按：本例患者因肾阳虚衰，阴寒内盛，虚阳外越所致，出现真寒假热的症状，体温 39.8℃，但仍觉不温，且身覆厚被。故应以急温少阴，益气摄阳为根本大法，本方为四逆汤合六君子汤加味，共奏温里，益气，摄阳之效。

二、慢性阻塞性肺疾病加重期

慢性阻塞性肺疾病是一种以气流阻塞为特征的慢性肺疾病。引起慢性阻塞性肺疾病急性加重的主要诱因是呼吸系统病原微生物感染，导致气道黏膜充血水肿，黏液分泌物大量增多，痰液潴留造成气道阻塞，肺通气障碍而发病。慢性阻塞性肺疾病急性加重期是慢性阻塞性肺疾病严重发展阶段，急性加重期的频繁发作，可使病情进展恶化，威胁患者的生命。

【临床应用】

韩氏[2]采用四逆汤合小青龙汤加减治疗慢性阻塞性肺疾病急性加重期48例，将48例患者随机分为两组：对照组24例采用西医常规治疗；治疗组24例在对照组治疗基础上加用四逆汤合小青龙汤加减，基本方：制附子、干姜、桂枝、白芍、炙麻黄（先煎）各10g，细辛3g，五味子15g，炙甘草10g。随证加减。治疗组显效率62.5%，总有效率91.7%。对照组显效率20.8%，总有效率62.5%。两组显效率、总有效率比较，差异均显著（$P < 0.05$）。经过四逆汤合小青龙汤加减的治疗，慢性阻塞性肺疾病患者治疗组较对照组在临床疗效、血气分析、肺功能方面均有不同程度的提高。

按：根据其证候特点，慢性阻塞性肺疾病急性加重期证属阳虚兼有痰饮。主要病机为患者素体阳虚，气化不利，化为痰饮，易感风寒之邪，"水寒射肺"发为喘。正如《素问·咳论》云："皮毛者，肺之合也，皮毛先受邪气，邪气以从其合也，其寒饮食入胃，从肺脉上致肺则肺寒，肺寒则内外合邪，因而客之，则为肺咳。"心下的水寒之气是循手太阴肺之经脉上逆于肺，致发喘咳（因肺手太阴之脉起于中焦，下络大肠，还循胃口，上膈属肺）。另外，《伤寒论》第40条小青龙汤证原文云："伤寒表不解，心下有水气，干呕发热而咳，或渴，或利，或噎，或小便不利，少腹满，或喘者，小青龙汤主之。"外有表寒，内有里饮，水寒射肺致发咳喘是本条的病因病机，肺之气机主宣发与肃降，或宣发不利，或肃降不利，或宣发与肃降同时失司，均可致肺气不利而发喘咳。《金匮要略·痰饮咳嗽病脉证并治》中指出："咳逆倚息不得卧，小青龙汤主之。"故投以四逆汤合小青龙汤，制附子、干姜大辛大热，取其热性以补阳虚，麻黄发汗、平喘、利水，配桂枝则增强通阳宣散之力，芍药与桂枝，调和营卫，干姜辛热，合细辛散寒温肺化饮，五味子味酸性温敛肺止咳，防诸辛散药发散太过，耗伤正气，炙甘草调和诸药。研究发现：四逆汤合并小青龙汤加减治疗阳虚兼有痰饮的慢性阻塞性肺疾病急性加重期亦有确切疗效。

三、化脓性扁桃体炎

扁桃体明显肿大，普遍充血及大量中性粒细胞浸润，隐窝内充满脓性渗出物。病变较重者，多数淋巴滤泡增大、化脓，形成多发性滤泡脓肿，并可向隐窝或表面穿破，形成溃疡，小脓肿也可融合，致使整个扁桃体化脓。急性化脓性扁桃体炎，在药物治疗的同时，外用碘酒擦拭扁桃体，可使病程缩短，迅速痊愈。临床上取带竹签的消毒棉球，或用消毒镊子夹消毒棉球，蘸2%碘酒，迅速擦拭化脓性扁桃体表面。

【病案举例】

张氏[1]治疗病案，刑某，女，41岁。因感冒引发上呼吸道感染和化脓性扁桃体炎，经抗生素和清热解毒中药治疗，咽痛小减，体温下降达39.2℃，但仍厚衣裹身。平素形寒怕冷，易于感冒。望其面色潮红，两颧尤甚，扁桃体双侧肿大化脓，但周围黏膜色淡，亦无热痛之感。舌淡，苔薄白多津，脉细数无力。辨为"阳虚感寒，其高热肤烙，面红如妆，咽喉肿痛为虚阳外浮上越之象，舌脉呈现真寒之征"。治以温补肾阳，引火归源，化痰止咳。处方：制附子15g，干姜10g，补骨脂15g，菟丝子15个，紫菀12g，款冬花15g，杏仁12g，半夏10g，陈皮10g，白芥子10g，甘草5g，2剂后热退而咽痛消，续服3剂，余症悉除。

按：本例患者因"阳虚外感，咽喉肿痛为虚阳外浮上越之象，舌脉呈现真寒之征"，治疗以温补肾阳，化痰止咳为根本大法，本方为四逆汤合六安煎加减，四逆汤用以温补肾阳，引火归源，六安煎用以化痰止咳，理肺散邪。共同治疗阳虚外感而出现真寒之象，达到治愈疾病的目的。

四、咳喘

咳喘，咳嗽、气喘之症。见《素问·六元正纪大论》。又名咳逆上气。咳喘是肺病的主要症状，主要由于肺气不利而上逆所致。"肺为华盖，司呼吸开窍于鼻而外合皮毛也。"咳喘的病因有外感内伤之别，病机有寒热虚实之分。咳喘与痰密切相关，咳喘每多夹痰，痰也往往导致咳喘。

【病案举例】

张氏[8]治疗病案，黄某，男，68岁，退休工人。1989年12月28日急诊。主诉：咳喘2年余加重7天。现病史：久病咳喘，近日来因天气骤变，复感寒邪以致咳喘加剧，畏寒喜暖，精神倦怠，面色苍白，张口抬肩呼多吸少，四肢厥逆，全身湿冷，自汗淋漓，口渴思热饮，尿少，痰鸣滚滚，口唇青紫，呼之能点头示意，舌质淡边青紫，苔白腻水滑，脉弦滑而结代，重按无力。该病咳喘证，为肾不纳气，肺虚痰伏。治则：以回阳救逆、益气固脱为先，佐以解表平喘豁痰。方拟：川附片50g，炮姜20g，另包开水先煨4小时，吉林红参50g，麻黄、细辛、橘红、炙桑皮、五味子各15g，肉桂、桂枝、胡桃仁各20g，紫丹参、煅龙骨、煅牡蛎各 30g，地龙、炙甘草、麦冬各 15g。水煎频服。二诊：服上方 4 次后病势大有好转，取半卧位，神志清醒，语言清楚，心悸、喘促已大减，自汗淋漓已止，四肢转温，脉弦滑重按有力，可进稀粥。此乃阳气得复，阴霾消散，外邪得解。巩固疗效继进上方 1 剂。三诊：时有咳喘，心悸不适，舌质淡，苔薄白，脉滑有力。治则：宣肺散寒化痰，养心安神。方拟：川附片 50g，炮姜 20g，开水先煨 4 小时，麻黄 12g，陈皮、法半夏、桔梗、杏仁、五味子、麦冬、炙桑皮、枣仁、柏子仁、炒厚朴各 15g，细辛、灯心草各 10g。5 剂而病情稳定，至今仍健在。

按：本例咳喘，系由于年老体衰，久病伤肾，根本不固，肾虚不能纳气，气返上逆而喘；肾伤及肺，肺气即虚，易召外邪而咳喘。肺肾即病咳喘频作。肺、心、肾皆虚是本，痰饮内伏是标。故用四逆汤加上肉桂，大辛大热之品温扶肾中之元阳。使其真阳得复，阴寒之邪自散。加人参、麦冬气阴双补，加桂枝、细辛、麻黄，一调心营温心脉；二解表散寒。细辛通行十二经络，散少阳之寒邪，加桑皮、橘红宣肺止咳平喘；加五味子收敛耗散之肺肾之气而纳气归于肾，加胡桃仁以温固肾气；加煅龙骨一则使浮游之阳气归之于肾，二则收淋漓之汗液以固心阴；与人参配伍，为补敛结合，补元阴而气阴不随汗泄；加紫丹参、地龙活血行痰通心、脑之脉络。配方严谨，故疗效满意。

五、慢性支气管炎

慢性支气管炎是由于感染或非感染因素引起气管、支气管黏膜及其周围组织的慢性非特异性炎症。其病理特点是支气管腺体增生、黏液分泌增多。临床出现有连续 2 年以上，每持续 3 个月以上的咳嗽、咳痰或气喘等症状。早期症状轻微，多在冬季发作，春暖后缓解；晚期炎症加重，症状长年存在，不分季节。疾病进展又可并发阻塞性肺气肿、肺源性心脏病，严重影响劳动力和健康。与中医学的"久咳"病相类似，归属于中医学"咳嗽"、"喘证"等范畴。

【病案举例】

王氏[4]治疗病例，患者，男，72 岁，患慢性支气管炎病 20 余年，每逢气候骤变时发作，每年都因该病住院 2 次以上，查看以前住院病历，诊断为：①慢性支气管炎；②慢性阻塞性肺气肿；③慢性左心功能不全。初诊：患者消瘦，面色晦暗，精神疲倦，少气懒言，问诊时不愿意讲话，双目深陷、无神，目光呆滞，夏天穿一件薄毛衣，自诉痰多，色白、质稀，爬 5 楼时气促明显，需休息 2 次，经常出现胸闷，腰酸痛，四肢凉，四肢关节疼痛，骶尾部隐痛，天气变化时疼痛加剧，无口干，畏寒，喜热饮，饮食、睡眠欠佳，夜尿多，色清亮，大便正常，舌质淡红，舌体胖，舌面水滑，舌边齿痕多，寸、关、尺三部脉浮数，溢出寸及尺外，中空、重按无力。从舌、脉、症均见一派阴盛阳虚之象，从脉象上知脉出三关，浮数、中空、重按无力，临床辨证为少阴（心、肾）虚寒，阴盛阳微，虚阳外越。予麻黄附子细辛汤、四逆汤合参附龙牡汤加减：熟附子50g（先煎30分钟），炙麻黄15g，细辛10g，红参10g（另蒸兑服），肉桂10g（后下），干姜30g，紫石英30g，煅龙骨30g，煅牡蛎30g，蛤蚧10g（碾粉冲服），大枣30g，炙甘草10g，6剂，每天2剂，上、下午各1剂。3天后复诊：患者精神状态明显好转，明显比初诊时健谈，自诉饮食大增，服完第5剂药后，上吐下泻，吐出大量胶黏状痰，排出大量黏冻状大便，浑身汗出，尤以大椎穴为多，咳嗽、气促、胸闷骶尾部疼痛等症状基本消失，小便次数明显减少，舌质淡红，苔白腻，脉滑细，应指有力，但仍觉畏寒、肢凉、喜热饮。继续以上方加减：熟附子50g（先煎30分钟），细辛10g，肉桂10g（后下），干姜30g，蛤蚧10g（碾粉冲服），生姜30g，大枣30g，炒白术30g，焦三仙各15g，炙甘草15g，经服药15天后复诊，患者自诉活动如正常人，咳嗽、气促、胸闷等症状完全消失，肢暖，无畏寒，大便正常，小便每日3~5次，睡眠正常。患者病程长，病情重，急则治标，蒸解寒凝，缓则治本，培补先天元阴元阳。拟方：三七40g，凤凰衣15g，煅牡蛎30g，鸡内金60g，高丽参60g，鹿茸30g，紫河车30g，蛤蚧30g，枸杞子30g，菟丝子30g，盐补骨脂60g，淫羊藿30g，胡桃肉60g，1剂，碾粉，黄酒冲服，每次3g，每天3次。随访5个月，患者体质明显增强，面色红润，生活自理，未见复发。

按：《周易》云："乾为天，属金，为纯阳之属。"《黄帝内经·金匮真言论》云："西方白色，入通于肺，开窍于鼻，藏精于肺，其病在肾，其味辛，其类金……。可知肺主金。"《内经》云："肺主治节。"节是节气，可理解为肺主气，与气候或地球表面的大气层有关，如果认为地球表面包裹的大气层是地球的皮毛，那么《内经》云"肺主皮毛"，可理解为，肺应天。《易经》里所说的乾金与《内经》所说肺主金的金是一个含义，所以在临床上不管是慢性支气管炎、哮喘、慢性阻塞性肺气肿、肺心病等只要是辨证为肺阳虚的患者，经常采用补金的方法，即补先天真金（乾金）（坎中真阳），临床疗效显著。本例患者临床辨证为少阴（心、肾）虚寒，阴盛阳微，虚阳外越，予麻黄附子细辛汤解表温里，使寒湿之邪从表而解，正所谓邪之入路即邪之出路，合四逆汤、参附龙牡汤加减补先天乾金，也即鼓动坎中真阳，阳旺阴消。阴邪通过汗吐下而出，邪去而正复，机体气化恢复正常，临床症状明显改善。正如自然界中，有时乌云满天，只要太阳出来了，立即云开雾散，自然的理即人体的理，只不过自然界是一个开放的大系统，人体是一个开放的小系统，而自然界的气化与人体本身的气化息息相关。

六、病毒性感冒

病毒性感冒即上呼吸道感染，是由多种病毒引起的常见呼吸道传染病。病毒性感冒的诱因有受寒、淋雨、过度疲劳、营养不良等。患者的鼻涕、唾液、痰液含有病毒，通过打喷嚏、咳嗽、说话将病毒散播到空气中，传染他人。健康人也可由于接触患者的毛巾、脸盆或餐具等感染病毒而得病。病毒性感冒症状主要表现为打喷嚏、鼻塞、流鼻涕、咽干、咽痛、咳嗽、声音嘶哑等。

【病案举例】

1. 翟氏[5]治疗病例，赵某某，女，38岁，1996年7月16日初诊。曾患甲状腺癌，术后恢复良好，体质虚弱。10天前开始恶寒发热，身痛头痛，西医诊断为：病毒性感冒。药用阿司匹林、氨基比林等治疗后，汗大出，热势稍减，随即又发烧，迁延10天。症见：体温38.6℃，精神疲惫，眼睛无神，闭目欲睡而不得眠，面红，汗大出，发热，身体疼痛，手足按之冰冷，心烦，时时躁动不安，舌淡红而润，六脉浮大而无根。辨治：太阳过汗日久，少阴阳气大伤，阴盛戴阳，虚阳欲脱。治以回阳救逆。拟白通汤加味：生晒参30g，制附片30g（先煎），干姜15g，山茱萸20g，葱白9根（后下）。取汁800mL，每2小时一次，每次100mL。二诊：药后，患者于下半夜时分，汗出渐少，体温亦随之下降，精神好转，已不躁动，此乃浮越之阳气，已见收敛之象。仍以前方加减：生晒参20g，制附片20g，干姜10g，炙甘草20g，山茱萸15g，桂枝15g，白芍15g，红枣20g。每日1剂，连服2剂，日服3次，每次200mL。三诊：体温正常，汗亦转为正常，精神好转，仅口干、饮食不香。用生脉饮合参苓白术散，连服3剂，病获痊愈。

按：太阳病发汗，应遵循"微似有汗者益佳，不可令如水流漓，病必不去"的原则，过汗则伤阳。何况癌症体虚之人，实应扶正以祛邪。本案因为太阳过汗日久，未顾及人体阳气。太阳与少阴相为表里，太阳之卫阳，根于少阴之肾阳，实则太阳，虚则少阴。因此，太阳过汗，必定使肾阳大伤，虚阳外越，已呈阴阳离决之势，病势危急。白通汤可破阴回阳，加人参大补元气，山茱萸酸收以助阳气回敛，加葱白辛温通阳，使上越之阳与肾交通，不致形成格拒之象。方药对证，故1剂见效，数剂则挽危阳于平秘。

2. 程氏[6]治疗病例，患者，女，74岁，1992年1月25年初诊。患感冒已3天，曾服西药未效，恶寒怕冷，四末不温，身体发热，体温38℃，不思饮食，口干不欲多饮，极度倦怠，肢体轻度浮肿，烦躁不安，舌质淡紫，舌苔白腻，脉不浮反沉。此阳虚之体，寒客于外，营卫不和，内有蕴热，水津不布。投茯苓四逆汤加味：茯苓15g，党参15g，淡附子10g，干姜3g，炙甘草5g，桂枝5g，白芍10g，葛根10g，知母、黄柏各10g，2剂后四肢转温，微有汗出，体温正常，精神好转，能思食，予原方再进2剂而愈。

按：此案老年伤寒，时值寒冬，又曾服西药发汗伤阳，功能衰弱，阳虚不布，水饮内停，表有客寒，内有虚热，故以茯苓四逆汤温阳振衰、利水祛邪；合桂枝汤和营解表；加知母、黄柏清解内在虚热而告愈。

七、阻塞性睡眠呼吸暂停综合征

阻塞性睡眠呼吸暂停综合征是指由上呼吸道阻塞性病变引起，在夜间7小时睡眠中，反复发作呼吸暂停30次以上或每小时睡眠中的睡眠呼吸暂停和低通气次数（睡眠呼吸暂停和低通气指数AHI）超过5次以上，并伴有相关临床症状的一组临床综合征。临床多表现为夜间睡眠打鼾、频繁发生呼吸暂停、多梦、恶梦、遗尿、白天困倦、嗜睡、头痛、烦躁、记忆力下降等，该病临床较为常见。该病在中医学中多散见于"鼾症"、"嗜睡"、"不寐"之中。

【病案举例】

杨氏[7]治疗病例，林某，男，59岁，形体肥胖，因"打鼾10余年，发现睡眠呼吸暂停1年"，于2007年4月17日来诊。家人诉其夜间入睡打鼾，鼾声如雷，常被其吵醒，呼吸时有停止，甚至憋醒；昼日精神疲倦，昏昏欲睡、健忘，夜尿5~7次，腰膝酸软，畏寒肢冷，纳食尚可，大便溏，舌淡暗、苔白，脉沉细，舌底脉络迂曲。体脂肪健康指数为30，颈围42cm，多导睡眠检测显示：睡眠时最低血氧饱和度为84%，呼吸暂停最长时间为22秒，睡眠呼吸暂停总次数为35次，呼吸暂停低通气指数为22。西医诊断：阻塞性睡眠呼吸暂停综合征。中医辨证为脾肾阳虚，痰瘀内停。方用四逆汤、苓桂术甘汤、瓜蒌薤白半夏汤合方加减。处方：熟附子（先煎）30g，干姜、炙甘草、云茯苓、白术、瓜蒌皮各30g，桂枝20g，陈皮10g，法半夏、丹参、川芎、泽兰各

15g，用白酒50g浸泡薤白0.5小时，加水2000mL同煎1.5小时，煮取200mL，分3次温服，每日1剂。并嘱患者加强锻炼身体、节食减肥以配合治疗。二诊：上方服7剂，患者即感白天精神好转，夜间憋醒次数减少，大便成型，但仍觉乏力，舌脉同前。药已对症，继守上方，加黄芪45g，党参30g，煎服方法同上。后以上方加减续服2个月，上述诸症好转，多导睡眠检测示：睡眠血氧饱和度最低为90%，阻塞性睡眠呼吸总次数22次，睡眠呼吸暂停时间最长为11秒，AHI 5。药证相符，故取效满意。

按：本病因脾肾阳虚，内生痰湿所致，故当用四逆汤以"益火之源，以消阴翳"；医圣仲景云："病痰饮者，当以温药和之"，并创立苓桂术甘汤温化痰饮，故用之以温阳化痰；而瓜蒌薤白半夏汤有通阳祛痰散结之功，三方合用共奏温肾健脾，化痰散结之功，有标本兼治之妙。本方对改善患者白天嗜睡、神疲乏力、夜间打鼾等症状具有良好效果。临床当随证加减，灵活运用，不离其证，不失其则。

第二节　泌尿系统疾病

一、肾盂肾炎

肾盂肾炎是指肾脏盂的炎症，大多是由细菌感染引起，一般伴下泌尿道炎症，临床上不易严格区分。根据临床病程及疾病，肾盂肾炎可分为急性及慢性两期，急性肾盂肾炎是指肾盂黏膜及肾实质的急性感染性疾病，主要是大肠杆菌的感染，另外还有变形杆菌、葡萄球菌、粪链球菌及铜绿假单胞菌等引起。急性肾盂肾炎最严重的并发症是中毒性休克。起病大多数急骤，常有寒战或畏寒、高热，体温可达39℃以上，全身不适、头痛、乏力、食欲减退、有时恶心或呕吐等。最突出的是膀胱刺激症状即尿频、尿急、尿痛等，每次排尿量少，甚至有尿淋漓，大部分病人有腰痛或向会阴部下传的腹痛。轻症患者可无全身表现，仅有尿频、尿急、尿痛等膀胱刺激症状。慢性肾盂肾炎是由细菌感染肾脏引起的慢性炎症，病变主要侵犯肾间质和肾盂、肾盏组织。由于炎症的持续进行或反复发生导致肾间质、肾盂、肾盏的损害，形成疤痕，以至肾发生萎缩和出现功能障碍。平时病人可能仅有腰酸和（或）低热，没有明显的尿路感染的尿痛、尿频和尿急症状，畏寒、发热、乏力、食欲不振、腰酸、腰痛及脊肋角叩痛。泌尿道感染病史超过半年以上，抗菌治疗效果不佳。其主要表现是夜尿增多及尿中有少量白细胞和蛋白等。病人有长期或反复发作的尿路感染病史，在晚期可出现尿毒症。慢性肾盂肾炎是导致慢性肾功能不全的重要原因。可归属于中医学"痨淋"的范畴。

【病案举例】

程氏[6]治疗病例，患者，女，57 岁，农民，1983 年 9 月初诊。诉近 4 个月来小便后经常有恶寒毛耸感，排尿余滴难尽，溺后小腹隐痛，无明显尿频尿急，伴神倦纳差，胸闷难瘥，大便时溏，诸症在劳累后易加剧，曾服多种西药未效。诊：舌胖大色紫，苔白腻，脉沉缓，尿检：脓球（＋＋）。拟方：茯苓 30g，党参 15g，淡附子 10g，干姜 5g，炙甘草 6g，桃仁 10g，红花 5g，肉桂 3g，知母、黄柏各 6g，半夏 10g，车前子（包煎）15g。服药 4 剂时，患者在一次小便中突然有瞬间的排尿梗阻感，后随尿排出一紫色小块物，质柔软黏稠如胶冻状，此后各种症状全部消失，复查尿常规正常。随访 2 个月均正常。

按：此案属痨淋无疑，病机系阳虚肾亏。痰瘀同源，阳气虚弱之体最容易痰阻，同时有瘀滞。据其舌胖大，苔白腻，脉沉而用茯苓四逆汤；据其舌色紫暗而用桃仁；用肉桂、知母、黄柏一取交泰之意，二取肉桂温肾壮阳，而知母、黄柏监制其间；加半夏化痰；车前子通利，故获良效。

二、慢性肾炎

慢性肾小球肾炎，简称为慢性肾炎，系指蛋白尿、血尿、高血压、水肿为基本临床表现，起病方式各有不同，病情迁延，病变缓慢进展，可有不同程度肾功能减退，最终将发展为慢性肾衰竭的一组肾小球病。由于本组疾病的病理类型及病期不同，主要临床表现各不相同，疾病表现呈多样化。可归属于"水肿"的范畴，中医学水肿定义：各种原因导致的体内水液运行障碍，水湿停留，泛溢肌肤，引起头面部、四肢、甚至全身浮肿的病证，称水肿，亦称为"水气"。水肿是全身气化功能障碍的一种表现，与肺、脾、肾、三焦各脏腑密切相关。依据症状表现不同而分为阳水、阴水两类。

【病案举例】

1. 陈氏[8]治疗病例，患者，女，反复全身浮肿 1 年余。诊见：形体肥胖，胸腹胀满，纳少，时泛酸水，便溏，尿少，舌胖大色淡白，边有齿痕，苔薄，脉沉细。西医诊断为：慢性肾炎。证属元阳不足，水湿内泛。治拟扶元通阳，益肾利尿，茯苓四逆汤加减。用药：茯苓 12g，党参 9g，淡附子 6g，干姜 3g，炙甘草 3g，怀山药 12g，补骨脂 9g，椒目 3g。服上药 7 剂后，小便转长，浮肿稍退，腹部仍感胀满不舒，舌苔微黄，此乃阳气始复，湿邪外达之象。宜乘势利导，通阳利水，药用：肉桂粉（吞）1.5g，五加皮9g，茯苓皮9g，青皮6g，冬瓜皮、冬瓜仁各6g，泽泻6g，人参叶6g，佩兰叶6g。7剂后全身浮肿退尽，腹部已宽，纳增，大便正常，本元始固，水湿渐化，仍用温化，用吴茱萸汤（吴茱萸、人参、生姜、大枣）合瞿附通阳汤加减善后。

按：本案通过脉症合参，辨证为肾阳虚衰，温化无力，水泛全身。一诊时用茯苓四逆汤温通肾阳。二诊时肾阳始复，故药以行气利水化湿为主。瞿附通阳汤（瞿麦、淡附子、怀山药、茯苓、天花粉、椒目、路路通、车前子、怀牛膝），由《金匮要略》瓜蒌瞿麦丸（天花粉、茯苓、山药、附子、瞿麦）演变而来，具有温煦脾肾，行气利尿之功，凡阳弱气困，水停不行，肢体浮肿，舌淡脉迟者，均可服用。

2. 刘氏[9]治疗病例，魏某，男，45岁，1988年5月25日初诊。患者1年前因劳累过甚出现下肢浮肿，伴畏寒、心悸等症。经服西药愈而复肿，未能根治。证见胫足部呈指陷性浮肿，畏寒肢冷，气短，喜长吸气，偶发心悸，口唇色淡，舌质淡，苔薄白，六脉沉弱。证属肾阳气虚，水湿停聚。治宜温肾阳、纳肾气，佐以利水，方药：茯苓、山茱萸、车前子（包煎）各15g，红参10g（另煎），制附片30g（先煎），炮姜，炙甘草各6g，肉桂粉5g（冲服），胡桃4个（去皮），水煎服。服药6剂，浮肿，心悸消失。继服10剂，病愈。随访至今未复发。

按：患者因肾阳气虚，水湿停聚，从而导致腰部以下的水肿，属"阴水"，所以治疗当以温补脾肾，利水消肿。方中用红参、制附片、炮姜、肉桂、山茱萸，主以温补肾气，用茯苓、车前子、胡桃利水消肿。

3. 左某某，女，65岁，社员。患慢性肾炎、肾性高血压10余年。初诊：神疲欲寐，语声细微，头目眩晕，心烦难眠，四肢厥逆，下肢浮肿，按之凹陷，小便不利。脉沉微，舌尖微红，苔白滑。血压200/120mmHg，尿常规：蛋白（＋＋＋），管型（＋），红细胞（＋）。此属阴盛阳浮，水气不化所致之水肿。急宜甘温骤补，复阳化气，方用四逆汤加味：附子6g，干姜5g，炙甘草6g，党参9g，茯苓12g，3剂。二诊：病见起色，语声清晰，水肿渐退，腰痛复作，血压160/100mmHg，余症同前。效不更方，上方加桑寄生12g，杜仲12g，益母草12g，续服5剂。三诊：肿已退尽，余症悉消，血压130/90mmHg，尿常规：蛋白（＋）。嘱服桂附地黄丸以固疗效。

按：病久必虚，真阴暗耗，遂致先竭其阴，后竭其阳，阳虚挟水气不化则致水肿，以回阳益阴、化气利水之法为治而取效。

三、肾功能衰竭

肾功能衰竭是指肾脏功能部分或全部丧失的病理状态。按其发作之急缓分为急性和慢性两种。慢性肾功能衰竭是由各种病因所致的慢性肾病发展至晚期而出现的一组临床症状组成的综合征。慢性肾炎属中医学"肾虚"范畴。此乃脾肾阳气大衰，阴寒内盛，不能温煦运化之故。据《内经》"劳者温之"，急当回阳救逆。

【病案举例】

姚氏[10]治疗病例，吕某，男，17 岁，1978 年 4 月 26 日初诊。自述患慢性肾炎 4 年余，因肾功能衰竭收入院。症见面色㿠白，全身浮肿，下肢尤甚，按之没指，畏寒蜷卧，四肢逆冷（过肘膝），体倦无力，少气懒言，纳呆食少，喜热饮，自觉口出冷气，大便稀薄，小便量少，舌质淡红，苔白腻，脉沉细微弱。据《内经》"劳者温之"，急当回阳救逆，用通脉四逆汤加味，方药：生附子 12g，干姜 12g，炙甘草 6g，党参 15g，黄芪 24g，白术 15g，白茯苓 12g，淮山药 15g，泽泻 9g，肉桂 12g。水煎服，每日 1 剂。首剂趁热服下。即感恶心欲吐约半小时后，此症状消失，一夜平稳。嘱余剂冷服之，即无此症状出现。

按：因本方药性火热，患者里寒太甚时，与热服之，易形成里寒格药热而出现恶心欲吐之象。令冷服之，药凉其性热，药凉顺应里寒，不致寒热格拒，且利于药性发挥作用。待口不觉出冷气时，改温服之。

四、尿毒症昏迷

尿毒症是慢性肾功能衰竭的晚期，临床以水、电解质、酸碱平衡及各系统失调为主要表现。目前西医治疗尿毒症主要以透析为主，但随着病程的延长，患者病情每况愈下，常因心功能衰竭及呼吸衰竭而死亡。

【病案举例】

李氏[11]治疗病例，患者甲，有 10 余年慢性肾功能衰竭病史，近 4 年维持性血液透析，每周 3 次。2008 年 8 月 12 日，患者在行血液透析时突然昏迷，血压波动在 20～40/10～20mmHg，呼吸浅。后患者一直处于昏迷，血压同前，呼吸仍存在，面色晦暗，呼吸表浅，四肢厥冷，昏不知人，二便均无，隐约见舌体胖大，舌边多齿痕，舌质淡暗，苔厚腻，脉浮缓，沉取无根。处方：炮附子 100g，干姜 60g，炙甘草 60g，山茱萸 100g，龙骨粉 30g，牡蛎粉 30g，开水煎服，随煎随服少量，高丽参 50g（另炖兑入），麝香 0.15g 冲服（每 2 小时 0.15g）。服后患者血压已恢复至 120～140/70～80mmHg，靠近患者耳边言语有所反应，期间解少量大便一次。后将麝香改为每2小时服用0.3g，余皆不变，再服12小时。次日凌晨3时苏醒，可饮少量温水。

按：昏不知人，四肢厥冷，呼吸表浅等症，均说明患者当时处于少阴病心肾真阳衰竭，阳气欲脱之状态。故主方以四逆汤回阳救逆，合近代张锡纯所创来复汤（山茱萸60g，生龙牡粉各30g，生杭芍18g，野台参12g，炙甘草6g）敛欲脱之元阳。张氏认为："凡人元气之脱，皆脱在肝。故人虚极者，其肝风必先动，肝风动，即元气欲脱之兆也。"并认为："山茱萸救脱之功，较参、术、芪更胜。盖山茱萸之性，不独补肝也，凡人身之阴阳气血将散者，皆能敛之故救脱之药，当以山茱萸为第一。"其中高丽参可以大补元气，滋阴和阳，益气生津。麝香为急救醒神要药，开中有补，对一切昏迷之症，有斩关夺门、辟秽开窍之功。陈修园谓其"为诸香之冠，能辟恶而杀毒，逐心窍凝痰，祛募原邪气，令闭者不闭，塞者不塞。"四逆汤乃仲景急救亡阳危症之峻剂，具有斩关夺门、破阴回阳、起死回生之效。《伤寒论》原书中四逆汤剂量为炙甘草二两，干姜一两半，生附子一枚。按古今度量衡折算法，汉代一两为今之15.625g，附子一枚20～30g的方法折算，则为炙甘草30g，干姜23g，炮附子60g（药房中无生附子可买，取生附子药效为炮附子2倍以上）。该患者生命危在旦夕，非重用破阴回阳之剂不能奏效，故剂量较之原方更大。从患者开始服用至今，未曾出现不适反应，故经方之剂量问题，为本案取效关键所在。

第三节　内分泌系统疾病

糖尿病

糖尿病临床上以高血糖为主要特点，典型病例可出现多尿、多饮、多食、消瘦等表现，即"三多一少"症状。属中医学"消渴"的范畴。消渴病变脏腑在肺胃肾，凡饮食不节，过食肥甘，或情志失调，气郁化火，或劳欲过度，耗伤肾阴，均可诱发该病。故临床治疗应辨证施治。

【病案举例】

张氏[12]治疗病例，宗某，女，47岁。患糖尿病13年，患者面色萎黄，全身乏力，善饥多食，口渴多饮，尿频口甜，四肢逆冷，脉沉无力，舌苔白腻，舌质淡，空腹血糖17.54mmol/L，尿糖（+++）。辨为脾肾阳虚，急救其阳，真武汤合四逆汤加减：茯苓50g，白芍100g，白术50g，附子20g，干姜20g，桂枝50g，麻黄20g，2剂后口渴大减，四肢得温，诸症改善，效不更方，连服4剂，空腹血糖4.44mmol/L，尿糖正常。后以金匮肾气丸口服 1 个月，随访 3 年来未见病情反复。

按： 仲景在少阴篇中用真武汤治疗肾阳衰微，水气不化，阳衰而不用四逆汤，缘于阳虚挟水，水盛而重用温阳，本于肾中阳微，故用真武汤温阳利水而收功。本例病人久病体衰，肾气亏馁，气不化津，津凝液敛，而表现为一派津液不布之象。方用大辛大热之附子温肾助阳，化气布津，茯苓、白术健脾运湿，白芍敛阴和阳，干姜味辛入气分，可协附子温肾化气。由此可见消渴非皆燥热，每属饮证。

第四节　其他内科疑难杂症

一、单纯性晕厥

单纯性晕厥又称"血管迷走性晕厥"，约占晕厥的 70%，本病属中医学的"厥证"范畴。采用四逆汤回阳救逆，结合补气血，通经络取得了很好的临床疗效。

【临床应用】

潘氏[13]采用四逆汤加味治疗单纯性晕厥 96 例，96 例均为门诊及住院治疗患者，男性 28 例，女性 68 例；年龄 18～58 岁，平均年龄 39 岁。予以四逆汤加味：炮干姜、制附子各 6g，炒枳实、炙甘草、炒白芍各 12g，党参 30g，当归、川芎、生地各 12g。面色苍白、汗出不止加龙骨（先煎）、牡蛎（先煎）各 30g；胃纳差、神疲乏力加炒白术 12g，黄芪 30g，茯苓 12g；心悸不宁、失眠多梦加远志 10g，酸枣仁 12g，合欢皮 15g；恶心欲呕，胸闷加姜半夏、陈皮各 12g，桂枝 6g。上药 1 日 1 剂，1 剂 2 煎，早晚分服，1 个月为 1 个疗程，一般治疗 1 个疗程。随访半年观察疗效，其中显效 64 例，有效 28 例，无效 4 例，总有效率为 95.8%。

按： 血管迷走性晕厥是晕厥中的一个常见类型，且多见于年轻女性。西医学认为血管迷走性晕厥的发生机制是由于病人对直立位诱发的回心血量减少呈高度敏感性，导致血中儿茶酚胺浓度过高，刺激感受器，使迷走神经张力过高并作用于外周血管和心脏，使血管扩张，心脏抑制，心输出量减少，血压下降，导致脑部缺血而发生晕厥，常用小剂量氨酰心安、东莨菪碱、氨茶碱等药物治疗，虽然有效，但由于有一定禁忌证及各种明显副作用而难以坚持。中医学理论认为单纯性晕厥属于"气厥"范畴，其病机为气机突然逆乱，升降乖戾，气血运行失常所致。笔者在临床实践中运用中药四逆汤加味，辨证施治取得了良好的疗效。方中炮姜、附子、甘草回阳救逆；党参、当归、川芎、生地、炒白芍益气养血活血；炒枳实行气开郁，上药合用使气血畅通，气机升降协调，阴阳得以平衡。西医学认为炮姜、附子、甘草、枳实能升高血压，提高心率，党参、当归、川芎、生地、炒白芍有改善微循环作用，从而改善血管的舒缩功能，降低迷走神经张力，达到治疗目的。

二、癌性发热

癌性发热是指癌症患者发生的直接与恶性肿瘤有关的非感染性发热以及由肿瘤的特殊治疗引起的发热。癌性发热是癌症患者常见的并发症之一，许多患者在手术、放疗、化疗等治疗过程中出现发热而影响治疗，另外长期的发热可以消耗患者的能量，增加痛苦。其发病因素复杂，临床上以单一的西药（如皮质激素及非甾体类解热镇痛药）对症处理，效果有限，只能暂时缓解症状，且药物本身亦有一定的副反应。所以，对癌性发热及时地、有效地治疗，既可以为继续抗癌治疗争取时间和机会，也可以提高癌症患者的生存质量，延长生存期。因此，很多临床医师把目光转向中医药，因为六经病皆有发热，所以以六经辨证为核心的《伤寒论》对癌热治疗具有指导意义，经方以其简、便、廉、验的特色，在癌症治疗方面具有广阔的研究和应用价值。

【病案举例】

代氏[14]治疗病例，朱某，男，24 岁。2005 年 5 月 7 日初诊。1998年经血检和骨髓穿刺诊断为淋巴细胞性白血病，7 年来行多次化疗。2005 年 4 月出现发热（约39.4℃），予以抗生素、激素等治疗 1 周，高热仍不退，遂到当地诊所进行中医治疗，连下寒凉方 10 余剂，且重加犀角（水牛角代）、羚羊角、黄连等，愈进愈剧，危在旦夕，始转入我院诊治。症见：身热似炭，体温达 39.2℃，烦躁不安，欲掀衣揭被，目赤，唇肿而焦，饮食不进，大便已数日不解，小便短少，舌质淡红少苔，脉浮数无力。由于病情严重，即刻会诊。患者表现实热之象，但使用寒凉药物反而加重病情，故引起大家对寒热虚实真假的重视。遂予患者两杯水，一寒一热，任其选择，结果患者触及冷水杯壁即刻缩手，而趋向滚烫水杯，且畅饮之。此试验虽佐证真寒假热之说，但患者体弱，实则犹疑，遂予四逆汤稍试之：炮附子15g，红参15g，干姜10g，炙甘草6g。煎汤时时稍饮。1 日后体温降至38.2℃，继进 1 剂，体温降至正常，经进一步调理后诸症消失。

按：此证典型的寒热真假之辨。临床常见成因或为素体阳虚，一经病邪侵袭，阳气更加涣散，或病势太重，正不胜邪，或因误治，阳气随之浮散，由于虚阳浮游于上，格越于外，故可见发热。该患者病史已久，阳气本虚，加之误服苦寒太过，阳气虚甚，阴寒内盛，真阳逼越于外而成阴极似阳之证。外虽现一派热象，是为假热；内则寒凉已极，是为真寒。如确系实热证，内热蒸腾，应见大渴饮冷，岂有喜热饮之故？况舌淡少苔，脉来虚浮无力是为阳气将脱之兆。治之急宜回阳救逆，拟四逆汤。仲景在四逆汤证中，有八条提出此证有热，如发热、热不去、微热、内寒外热、表热里寒和里寒外热，因此四逆汤证之里寒外热绝非偶然之症，而是其主要症状之一。现代实验也证明四逆汤有调节体温的作用。

三、帕金森综合征

帕金森综合征，是发生于中年以上成人黑质和黑质纹状体通路变性疾病。该病起病缓慢，呈进行性加重，除表现为运动迟缓、表情呆滞、肌张力增高、震颤等以外，往往还有原发病遗留下的表现，如癫病、偏瘫、头痛、共济失调、眼球运动障碍、言语不清、体位性低血压、痴呆等。值得注意的是帕金森综合征不等于帕金森病，要注意临床辨别。

【病案举例】

1. 宋氏[15]治疗病例，王某，女，48岁，2002年10月5日初诊。患者述6个月前，因上肢颤动到某医院就诊，诊为帕金森综合征。住院治疗3个月，因疗效不佳出院。服用多种中西药药效不显。诊见：表情淡漠，双手静止性震颤，语言微弱，不敢走路，心悸，面色苍白，纳差，舌淡胖、苔薄白，脉细无力。证属阳气虚衰，阴寒内盛。方用四逆汤加味。处方：干姜、白芍各15g，制附子20g，炙甘草、桂枝、荆芥、党参各10g，细辛3g，茯苓30g。水煎服，每天1剂，分2次服用。3剂后双手静止性震颤消失，可走路及跑步，怕冷减轻。继服3剂，诸症消失。

按：帕金森综合征与帕金森病不同，是两类不同性质的疾病。该综合征主要是继发于炎症、药物、毒物、血管性病变、代谢性疾病和肿瘤等，临床表现与帕金森病相似，目前尚无特异疗法。中医治疗该综合征以辨证论治为主，本例患者为阳气虚衰，阴寒内盛，故用大温大辛之药治之，见效后需调理脾胃，以巩固疗效。

2. 吕氏[16]治疗病例，韩某，男，68岁，退休教师。1995年5月6日初诊。双手颤抖2年余，有时伴头左右摇动，曾用中西药物多方治疗无效。查肌力、肌张力正常，共济失调征阴性，舌质淡、胖大有齿痕，舌苔薄白。辨证为阳虚寒凝，肝脉失养，虚风内动。治以暖肝熄风，方用四逆汤加味。方药：制附子9g（先煎），干姜9g，甘草6g，茯苓

15g，党参 15g，生龙骨 30g（先煎）。药进 10 剂，手颤减轻，感咽干，加麦冬 9g，继治月余，诸症消失。

按： 本病辨证属阳虚内风证，证属肾气亏乏，元阳不足，肝失温养，筋脉失于温煦，故震颤。治以四逆汤温其阳，伍党参、茯苓益中气、补元阳，佐龙骨以平肝。诸药合和，使阳复而肝自温，风熄而震颤止。

四、顽固性口腔溃疡

顽固性口腔溃疡属中医学"口疮"、"口疳"范畴，与心脾密切相关。"心气通于舌"，"脾气通于口"，"诸痛痒疮，皆属于心。"以唇、颊、上颚黏膜、舌面等部位发生溃疡，以红肿热痛、反复发作为特征。以实证多见，治以清热解毒、消肿止痛。然有许多患者，或由久病成虚，或素体虚寒等原因，口疮表现为色淡白或淡红，反复发作，溃疡点多且散在，夜痛昼轻，面色㿠白，喜热饮，四肢不温，小便清长，大便溏薄，舌淡红或淡白，脉沉细等。治当以温阳散寒、消肿敛疮。

【临床应用】

沈氏[17]采用四逆汤加味治疗复发性口疮，本组共 28 例，其中男 17 例，女 11 例，年龄 24～56 岁，病程 3 个月～7 年。全部病例均符合虚寒性口疮临床表现，均用四逆汤加味治疗。四逆汤加味：附片（先煎）30g，干姜 10g，炙甘草 6g，桔梗 9g。脾胃虚寒加白术；肾元虚加肉桂，兼伴阴虚加麦冬；肝气郁滞加柴胡、郁金；余据伴随症状灵活化裁。外用：细辛 6g，研细末，拌入生菜油调匀敷于肚脐（神阙穴）上，以胶布固定。每日 1 次。7 天 1 疗程。1 个疗程后停药 1 天后继用此法。结果：痊愈 10 例，显效 11 例，有效 7 例。

【病案举例】

1. 马某，女，97 岁，教师，1989 年 12 月 5 日就诊。患者诉：口腔溃疡 3 个月，反复发作，屡服抗菌消炎制剂及中药清热解毒剂均不见效，故前来就诊。查见：舌体、口腔两颊、唇黏膜有多处散在大小不等的溃疡。边色淡红，中间白色疮点，疼痛不已，伴腹部冷痛，食欲不振，大便稀溏，小便清长，舌胖大有齿痕，舌质淡红少苔质润，脉沉细缓。辨病：口疮（脾肾虚寒，虚火上炎）。治则：温阳散寒，引火归源。方用四逆汤原方加白术、桂枝、肉豆蔻各 10g。外用细辛研末敷脐。每日 1 剂，分 3 次服。连用 6 剂，溃疡面基本愈合，临床症状显著改善。效不更方，续服 6 剂而痊愈。3 个月后随访未复发。

按： 用四逆汤加味治疗此病，以附片、干姜温阳散寒，白术固护脾胃，桔梗引药上行达于口腔，桂枝通经络，再据证予灵活化裁，共奏温阳散寒，消肿敛疮之功，使数年之沉疾一朝得愈。

2. 女，43岁，患口腔溃疡5天，精神不振，纳谷不馨，大便时溏，服牛黄解毒丸不见效，舌淡苔白腻，脉细缓。辨证为脾虚失司，运化失职。湿阻热郁，虚火上炎，治疗用四逆汤加味：炮附块3g，干姜3g，炙甘草3g，甘菊花9g，服药3天后疼痛消失，5天后溃疡面逐渐愈合，以后每次发作均服该药，一般3~5天即愈。

3. 男，38岁，患者口腔溃疡经常发作，疼痛难忍，有时单个，有时多个。平时胃脘部稍遇寒冷，疼痛即作，纳呆，大便不成形，舌淡、苔薄黄，脉细数。辨证为脾阳不振，胃气虚弱，虚火上炎，治疗如案例2，另加用野蔷薇花9g。服药5天疼痛消失，溃疡面愈合。以后发作服药3天即可治愈。

按：口腔溃疡病变部位在舌和口，故其病机多与心火、胃热相关，但亦不尽然。临床上因虚因寒引发本病也不在少数。古人有"口疮白，脾脏冷"之说。《灵枢·痈疽》曰："……寒气化为热，热胜则肉腐，肉腐则为脓。"名中医沈金鳌云："凡口疮者，皆病之标也，治者必求其本。"可见虚寒与实热一样可致口疮。"四逆汤"源于张仲景《伤寒论》，其立方本旨正如《内经》所述"寒淫于内，治以甘热。"方中附子大辛大热能温肾健脾为回阳祛寒之要药，作用于全身，其力迅速而不久留，干姜温中散寒健脾，作用于胃肠，强劲而持久，故前人云"附子走而不守，干姜守而不走。"甘草甘缓并有滋养阴液的作用，能缓和姜附之烈性且能补中益气，协助干姜扶阳祛寒。甘菊花、野蔷薇花其量大于附子、干姜取其清热解毒以治标，故用"四逆汤"加味治疗口腔溃疡能起到标本兼治的作用。

五、顽固性多汗症

多汗症是由于交感神经过度兴奋引起汗腺分泌过多的一种疾病。分为全身性及局限性多汗两种。多汗症可继发于某些精神、神经疾病，代谢性疾病，内分泌紊乱，肿瘤，药物等，称为继发性多汗证；原发性多汗证病因未明，最常发生的部位是手掌、腋窝和足底，偶有发生于头颈部、躯干部和小腿。中医可分为"自汗"和"盗汗"。自汗指发热汗出，亦称自汗出。见《伤寒论·辨太阳病脉证并治法》。清醒时不因劳动而常自汗出，而劳动后汗出更甚；盗汗是中医的一个病证名，是以入睡后汗出异常，醒后汗泄即止为特征的一种病证。盗汗的病人，有的一入睡即盗汗出，有的入睡至半夜后盗汗出，有的刚闭上眼睛一会儿即盗汗出。出的汗量，相差悬殊很大。盗汗有生理性和病理性之分。病理性盗汗的病因病机为心血不足，阴虚火旺。中医运用脐疗的方法治疗盗汗效果非常显著。盗汗病人应注意自我养护，加强体育锻炼，合理食疗调养。

【临床应用】

陈氏[18]采用加味四逆汤治疗阳虚自汗50例，50例患者中，治愈22例，占44%；好转28例，占66%；无效0例。总有效率为100%。

【病案举例】

1. 陈氏[18]治疗病例，沈某，女，32岁，1994年8月10日因出冷汗1周来诊。述头晕，疲乏欲睡，双目不想睁开2天，观其形，气促倚附于其夫身，自汗如珠，似欲寐，望其色，面色白而浮，舌淡边有齿痕；触其肤，四肢厥冷；按其脉，微细而沉。追其病史，患者于本年上半年连续2次行人工流产术。后1次是6月28日，术后恶露淋漓不尽达20天。7月下旬起服避孕药，服至3天后觉恶心、厌食、胸闷。即请某医生诊治，投之芳香化浊理气之品，服药后，患者出汗多、腹胀、纳差。复诊时，该医生又于前方中加消导之品。服5剂后，前症加重，又兼腹泻。三诊时，该医生改投清热燥湿收敛之品，又服3剂，腹泻虽止，但病情反而加重，出现上述阳虚欲脱之象。急宜回阳救逆，固表止汗。投加味四逆汤3剂，制附片5g，干姜2g，炙甘草10g，潞党参30g。服本方后半天，患者双目能睁，能坐起和家人交谈，再诊，汗出明显减少，头晕好转，予前方制附片减为3g，加炙黄芪30g，2剂。三诊时，患者已汗止神爽，纳增。用归脾汤出入补益心脾，7剂而愈。

按：明代医家缪希雍在《本草经疏·续序例》上，对审证用药与审时用药提出了他的看法："假令阴虚之人，虽当隆冬，也不能投之辛温，误用必立毙。药当益阴地黄、五味子、鳖甲、枸杞子之属也；假令阳虚之人，虽当盛夏，阳气不足，不能外卫其表，表虚不任风寒，洒淅战栗，是虽天令之热，亦不足敌其阳之虚，病属虚寒，设从时令，误用苦寒，亦必立毙。药宜温补，参、芪、桂、附之属是也。"虽是盛夏，但体征均为阳虚而致自汗，自当温阳益气固表，汗自止。制附片温肾回阳，干姜温中以通阳，炙甘草调中补虚，潞党参补中益气，生津养血，诸药合用能回阳益气，固表止汗，救逆固脱。故临诊当"四诊合参"，审证用药，舍时从证，不致犯"虚虚之戒"。

2. 李氏[19]治疗病例，张某，男，52岁，已婚，驾驶员，1996年5月4日就诊。2年前，因被雨淋后，当晚感四肢关节酸痛、乏力，夜间入睡后，背部阴囊汗出，次日晨间觉内衣床单湿润。1年多来，服多种中西药罔效。曾作痰 PCR 抗酸杆菌阴性，抗"O"正常，"类风湿因子"阴性。后转求中医治疗。刻诊：腰背怕冷，四肢关节冷痛，活动后尤甚，腰膝酸软，口干不欲饮，舌微紫，苔薄白，脉沉细。证属肾阳不足，气虚不固，寒湿痹阻。处方：附子 50g（先煎 1 小时），黄芪 30g，白术 15g，防风 15g，独活 15g，海风藤 15g，干姜 10g，龟甲 10g（先煎）。3 剂，每日 1 剂，水煎服，分 3 次服。复诊：自感夜间汗出减少，余症未除。遂以原方附子剂量增至 100g（先煎 1.5 小时），4 剂，水煎服。诸症消失，嘱其服金匮肾气丸巩固治疗 1 个月。

按：素体阳虚，外受湿邪困阻，久则阳气受损，阳虚气不外固。今以四逆汤温阳气，玉屏风固表止汗而收功。

3. 宋氏[20]治疗病例，李某，男，58 岁，2001 年 7 月 8 日初诊。患者近 5 年来，汗出怕冷，稍劳汗湿透全身，以头部及背部为甚，四肢不温，纳差，睡眠差，舌淡、苔薄白，脉沉。各种检查未发现异常，服用多种中西药疗效不佳。证属肾阳虚，肺卫不固。方用四逆汤合玉屏风散。处方：干姜、白术各 15g，制附子 20g，炙甘草、防风、黄芪各10g。水煎服，每日 1 剂，分 2 次服。5 剂后汗止，余症减轻，继服 3 剂诸症消失，并用陈夏六君子汤调理。随访 2 年未复发。

按：本例患者为阳虚自汗，曾服用玉屏风散和桂枝汤效果不佳。《临床指南医案·汗》谓："阳虚自汗，治宜补气以卫外；阴虚盗汗，治当补阴以营内。"故用四逆汤温阳，玉屏风散补气固表止汗，药证相合，故疗效显著。

4. 邹氏[21]治疗病例，刘某，女，71 岁。2005 年 6 月 11 日初诊。昼夜冷汗外出 5 年余。诉 5 年前，因体虚受凉感冒，经某医予以安乃近等药后，遂经常昼夜冷汗外出。曾往多家医院求治，或用谷维素、阿托品等西药，或服中药玉屏风散、桂枝汤、当归六黄汤等均无效。时值盛夏，气候炎热，人皆短袖薄纱，而其昼着棉衣，夜盖棉被，动则冷汗淋漓，精神疲惫，睡眠时亦常冷汗阵出，心悸，四肢冰凉，口不干，喜热饮，尿清长，大便溏，食少，舌胖淡、苔白，脉沉微细无力。证属心肾阳衰，治拟温补心肾，方拟四逆汤加味：制附子（先煎）18g，干姜15g，炙甘草 6g，山茱萸 60g，煅龙牡各 30g，每日 1 剂，水煎服。7 剂服完而汗止。

按：本例自盗汗，所出之汗液为冷汗，并伴见阳衰阴盛征象，病属阳虚不固，不能用调和营卫，滋阴清热等常法治之。年高体弱，失治误治，阳随汗泄，久病及肾，终至心肾阳衰，津液不固，阴寒极盛。此时当急予四逆汤附子、干姜、甘草温肾回阳，再加山茱萸、煅龙牡固摄津液，方证相合，则此顽疾获愈。

六、胃癌性腹痛

胃癌是我国常见的恶性肿瘤之一，在我国其发病率居各类肿瘤的首位。绝大多数胃癌病人无明显体征，部分病人有上腹部轻度压痛，也可表现有胃溃疡的症状，包括上腹部饱胀不适或隐痛、泛酸、嗳气、恶心，偶有呕吐、食欲减退、消化不良、黑便等。因此无论早期胃癌还是中晚期胃癌都有溃疡型胃癌这一分型。

【病案举例】

邹氏[21]治疗病例，徐某，男，57岁。2004年9月8日诊，患者经常胃痛，有胃溃疡病史14年。半年来，上腹痛加重，呈持续性，喜热敷，服药无效，于4个月前前往某医院检查，确诊为"溃疡型胃癌（晚期）"，经住院化疗，仍上腹痛甚，遂求治于中医。刻诊：上腹冷胀剧痛，按之有块，呕吐清水，而色苍白，肢冷畏寒，纳少体瘦，大便清稀，尿清长，精神疲惫，舌淡暗、苔白滑，脉微细弱。此属脾肾阳衰，寒瘀凝滞。治拟温补脾肾，散寒化瘀。方选四逆汤加味：制附片（先煎）30g，干姜、徐长卿各20g，肉桂、高良姜、延胡索各15g，吴茱萸、制乳没各10g，丁香6g，每日1剂，水煎服。10剂后痛缓解。

按：癌性腹痛十分难治。本例以上腹冷痛为主证，且伴见一派脾肾阳衰征象，故治当急温，遂投重剂四逆汤加味治之。由于切合病机，阴寒得散，脾肾阳回，瘀滞得通，则痛获缓解。

七、雷诺病

雷诺病即雷诺综合征，又称肢端动脉痉挛症，临床以四肢末端主要是双手对称性青紫、苍白、潮红、发凉怕冷为特征。中医学根据其临床表现多将之归于"肢端青紫症"、"寒厥"、"血痹"等范畴。中医辨证上因其有受寒后指（趾）末端苍白青紫继而潮红之现象伴指（趾）麻木，且均具冬季发作频繁之特点，多辨为本虚标实之证，气虚血弱为其本，寒凝血滞为其标。雷诺病的主要特点在于脉道阻滞不通，四肢厥逆，其成因在于人体正气先虚，阳气不足，腠理不密，易受风寒外邪所袭，风寒毒邪壅塞脉道，留恋阻滞，以致气血运行不畅而发病。

【临床应用】

南氏[22]采用中西医结合治疗雷诺病40例，观察40例，治愈24例，显效14例，有效2例，愈显率95%，总有效率100%。

【病案举例】

1. 张某，女，32 岁，2003 年 12 月 2 日初诊。自诉间断性双手苍白、青紫、潮红 5 年余，每遇冷加重，得暖后可逐渐恢复正常，同时伴有麻木胀痛，冬季发作较频繁，按雷诺病治疗，给予妥拉苏林片、利血平片治疗，效果欠佳。近 2 个月来因天气逐渐变凉，上述症状加重，为求进一步治疗来诊。化验 RF（－），红细胞沉降率在正常范围，查患者双手指肿胀，手指发凉，皮肤紧韧，舌质淡，苔薄白，脉沉细，诊断为雷诺病，证属血虚寒凝。选用当归四逆汤加减以温经散寒，养血通脉。药用当归 20g，桂枝 15g，白芍 20g，川芎 20g，黄芪 30g，细辛 3g，通草 10g，鸡血藤 30g，茯苓 30g，陈皮 10g，生姜 3 片，大枣 3 枚。水煎，每日 1 剂，早晚温服。同时，给予盐酸丁咯地尔针 0.2g 加生理盐水 250mL 静脉滴注，每日 1 次，连续治疗 40 余天，上述症状消失，病情痊愈。随访 2 年，未再复发。

按：雷诺病是临床上较为少见的周围血管疾病，西医学认为该病是一种周围血管神经功能紊乱引起的末梢小动脉阵发性痉挛性疾病，故又称肢端血管痉挛症。多发于青壮年女性，男性较少。雷诺病主要是在寒冷刺激和神经兴奋为主的因素作用下，肢端动脉痉挛和血流量减少而诱发症状。该病治疗困难，病情易复发，单一的药物或手术治疗均不能取得满意的疗效。中医学认为雷诺病属于四肢厥逆证范畴，其发病多为阳虚寒凝、肝郁气滞、气血虚弱致四肢筋脉不得濡养，肢端失养而出现冷、麻、胀、痛等症。盐酸丁咯地尔为肾上腺素受体抑制剂，并具有较弱的非特异性钙离子颉颃作用，通过抑制毛细血管前括约肌痉挛而改善大脑及四肢微循环血流。本品还具有抑制血小板聚集和红细胞变形性功能，有很好的血管扩张作用，因此对雷诺病的治疗效果显著。同时结合中医学理论对该病的认识，依据发病诱因、临床表现及特点，采用辨证施治的原则，针对不同证型进行辨证论治。中西药合用，故能取得事半功倍的治疗效果。在上述治疗的同时，还应帮助患者树立战胜疾病的信心，保持心情舒畅，避免怒伤肝气，同时注意防寒保暖，避免烫伤及冻伤，适当身体锻炼，严格戒烟，预防外伤感染，以促进循环，早日康复，从而提高疗效，控制复发。该病患者的愈后较好，尤其是早期诊断，及早采用正确的治疗措施，其愈后会更好。

2. 顾氏[23]治疗病例，栾某某，女，36 岁。初诊：1995 年 5 月 12 日。患者双手雷诺现象 10 年，面部四肢皮肤变硬 6 年，患者每逢秋冬季节则四肢皮肤冰冷、色紫，皮肤肌肉肿胀、僵硬，近年症情更剧，即使大气转热，仍四肢不温，遇寒冷加重，四肢及膝关节以下皮肤色暗变硬，纳差便溏，时易腹泻，平素易感，舌苔薄腻、质淡胖稍暗，脉沉细。时近暑天，患者仍着厚衣戴手套，神情倦怠，四肢扣之湿冷，肌肤皮纹消失。遂予以通脉四逆汤加减治之，症状减轻，但1998年10月，雷诺症又趋明显，遂予以：熟附块30g，干姜12g，炙甘草18g，生黄芪30g，猪苓、茯苓各30g，桂枝9g，红花10g，白芍60g，泽兰、泽泻各15g，地龙30g，蜈蚣2g，细辛9g，莪术30g，当归12g，鹿角片15g，淫羊藿30g，巴戟天30g，白术12g，车前草30g，王不留行15g，7剂之后，患者怕冷已减，心悸胸闷消失，大便成形，上方加减再服用3个月，肢肿渐退，两手雷诺现象明显好转，安然过冬。

按：病者先天阳气不足，不能温于四末，久之脉络瘀阻，寒凝之后血滞更甚，乃发为肢端青紫之症，久成皮痹。一诊以通脉四逆汤方而起效，但停药后以大辛大热之姜、附温经散寒通阳；以鹿角片、淫羊藿、巴戟天、肉苁蓉之类温补命门之火；地龙、蜈蚣等虫类药配合红花、当归、莪术、王不留行以搜剔经络、破血散瘀，合真武汤旨在温肾利水；此外更佐以养血益气之黄芪、当归、白芍及利水消肿之车前草、猪苓等，使标本兼顾，而祛寒温阳为先，既治所见之症，更治致病之源，方为正治。

八、鼓胀

鼓胀是指腹部胀大如鼓的一类病证，临床以腹大胀满，绷急如鼓，皮色苍黄，脉络显露为特征，故名鼓胀。鼓胀病因比较复杂，概言之，由酒食不节、情志刺激、虫毒感染形成本病的机制，主要在于肝脾肾受损，气滞血结，水停腹中。

【病案举例】

张氏[24]治疗病例，某病人，腹胀如怀双胎，肚脐高出一寸，生殖器常缩入，病已3年，百药无效。近更畏寒，不思饮食，不能劳动，审其全属阴寒积滞，法当人力回阳。先治以四逆汤加肉桂，继用当归四逆汤加吴茱萸、干姜、附子，各服4剂。然后按《金匮要略》"气分，心下坚，大如盘，边如旋杯，水饮所作"，服用桂枝去芍药加麻辛附子汤4剂，最后用附子理中汤加味数剂而愈。

按：郑钦安关于腹胀的辨治，颇重扶阳观点。他说："当今之际，谁非见肿治肿，见胀消胀者哉。予意此病治法，宜扶一元之真火，敛已散之阳光，俾一元气复，运化不乖，如术附汤、姜附汤、真武汤、桂苓术甘汤、附子理中汤、麻黄附子细辛汤、附子甘草汤之类。以上数方，各有妙用，肤胀、水胀、气胀、血胀、腹胀皆能奏功。"他并列举自己的两个案例证明："予尝治一男子，腹大如鼓，按之中空，精神困倦，少气懒言，半载有余。即以大剂吴萸四逆汤治之，一二剂而胀鼓顿失矣。又治一男子，腹大如鼓，按之中实，坚如石块，大小累累，服破气行血之药，已经数月，予知为阴积于中，无阳以化之也。即以附子理中汤加桂、叩、砂、半、丁香，一二剂而腹实顿消。"（《医法圆通》卷二）

九、头痛

头痛是临床上最为常见的临床症状之一，是人体对各种致痛因素所产生的主观感觉，属于"疼痛"的范畴。中医学历代医家认为，头部经络为诸阳经交会之处，凡五脏精华之血，六腑清阳之气，都上会于此。中医学认为头痛有内伤和外感之分，内伤头痛多属虚证，治宜平肝，滋阴，补气，养血，化痰，祛瘀等为主。外感头痛多属实证，治宜疏风祛邪为主。

【病案举例】

丁氏[25]治疗病例，问某，女，45岁，农民，患头痛20余年，头痛剧烈，服中西药无效。头痛若裹，四肢清冷，既往有产后出血病史，面色苍白，舌淡红苔薄白，脉沉细欲绝，证属阳虚头痛，与四逆汤加葱白、川芎、参须，2剂显减，10余剂痊愈。

按：此乃阳虚头痛也，头乃清阳之地，岂容浊阴干扰，用四逆加人参、葱白、川芎，回阳通窍，头脑重新得阳气之温煦，故病休。

十、口鼻俱冷证

【病案举例】

梁氏[26]治疗病例，李某，女，58岁，1990年3月16日初诊。主诉：患口鼻俱冷20余年，鸡鸣泄泻10年。20多年来，口鼻俱冷从未间断，天冷则加重，即使在炎热的夏天，口鼻仍觉冷。经西医诊断为：神经症状群。口服泛酸钙片、维生素 B_6 片、谷维素片治疗3个月无效。曾服中药近百剂，口鼻俱冷未见明显好转。患者出门时常以手掌捂着口鼻，痛苦难堪。诊见：口鼻、上愕、咽及胸骨后俱感冰凉，头晕身疲，纳呆，鸡鸣泄泻，稀便，每日4～5次，四末欠温，舌淡白，苔白滑，脉沉弱。口鼻俱冷。予以《伤寒论》四逆汤方加味：熟附片30g（久煎），干姜9g，炙甘草7g，补骨脂10g，煨肉蔻10g，党参9g，细辛3g，泽泻10g。连服4剂，口鼻俱冷及头晕稍减轻，精神好转。药中病机，守方化裁，连服36剂，口鼻俱冷消失，精神饮食正常，鸡鸣泄泻亦有所改善。后随访 3 年，未再复发。

按：此病案，综观脉症，实为命门火衰，脾肺阳虚。口鼻乃脾肺之窍，命门火衰，脾肺阳虚，失于温煦，故致口鼻俱冷，时日迁延愈久，冷感愈甚。治以温补命门，暖脾温肺。

十一、双膝双脚俱冷证

【病案举例】

翟氏[5]治疗病例，陈某某，男，40 岁，1996 年 10 月 21 日初诊。患者长年在岷江中放木排，风里来，雨里去，辛苦劳作。自诉 3 年前，突感双膝双脚冰冷、沉重，冷得发痛。冬天和秋天离不开烤火，夏天也穿着厚厚的袜子及护膝；天气再热，双腿也不出汗。常患腹泻，吃水果及生冷则更泻，时发时止。经市某医院神经科、内科检查，怀疑为雷诺病，亦曾几次住院治疗，均无变化，后转求中医治疗。症见：双膝以下尤其是双脚冰冷、沉重、冷痛，双脚至膝肤色苍白伴有青紫，扪之冰冷，一按一个白手印，体质一般，口不渴，舌淡、苔白润，食欲正常，喜食辛辣食品，不喜食生冷食物。经常感到困倦，每日均睡 10 小时以上，喜卧，怕冷，脉沉迟而微弱。辨治：肾阳虚衰，阴寒凝盛之寒厥证。治以温经回阳，散寒除湿。拟四逆汤合附子汤加味：制附片 40g（先煎），干姜 30g，炙甘草 20g，桂枝 20g，茯苓 30g，白术 15g，独活 30g，鹿角胶 20g（烊化），红枣 15g，当归 30g。二诊：膝以下沉重、怕冷的程度也有减轻，小便增多，前方附片改为 20g，干姜 15g，当归 20g，再服 7 剂。三诊：诸症进一步减轻，患者带药 14 剂，返回家乡服用。总计服上方 45 剂，制附片 1kg，终于将这 3 年多来寒厥之疾治愈。

按：本案病人长年工作在岷江木排之上，寒湿内侵日久，凝滞于筋骨，久病及肾，命火受损，阳衰阴盛，是本病的病机关键。用四逆汤加鹿角胶、独活温肾阳，祛阴寒；当归温经补血；大剂量的附片，配白术、茯苓温化阳气，除筋骨间寒湿；桂枝温经通阳；人参补气，配以附片，具有温补心阳之气的作用。诸药配伍得当，故有良效。

十二、虚劳

虚劳出自《金匮要略·血痹虚劳病脉证治》，又作虚痨。正气损伤所致的虚弱证和具传染性表现为虚弱证候的疾病（见《诸病源候论·虚劳病诸候》）。前者称为虚损，后者称为痨瘵或传尸劳（见《三因极一病证方论》）。详见虚损、痨瘵、传尸劳条。虚劳又称虚损，是由多种原因所致的脏腑阴阳气血严重亏损，久虚不复的多种慢性衰弱病证的总称。西医的许多慢性疾病过程出现各种虚损证候、各种重病后期的恶液质状态等，可参考本证辨证论治。临床症状可见面色无华、发白、暗黑，消瘦，气短声低，心悸，健忘，头晕眼花，自汗盗汗，形寒肢冷或五心烦热，倦怠乏力，食欲不振，腹胀，便溏，遗精滑泄，月经不调或停闭等。可见多个脏腑气血阴阳虚损，呈慢性、难复性、进行性的演变过程。

【病案举例】

张氏[27]治疗病例，某患者，咳嗽吐血已5年，中西医治疗乏效。近日大吐血2次，每次一大碗，病势危重。综合分析，唐氏断为阳虚所致，以大剂四逆汤、白通汤治之，有虚热时加童便为引，水湿盛时加茯苓。服药10剂后，忽吐血加甚，其色乌暗，判为瘀血经热药蒸化而出，急用大剂炮姜甘草汤治之，2剂而血止咳减。复用四逆汤加肉桂以扶肾阳，并加生姜、茯苓、白术以健脾利水，连服16剂而诸症悉减。乃以封髓丹、潜阴丹轮服以纳气归肾，且缓姜附之峻烈。病势进一步减轻，复以苓桂术甘汤善后，前后治疗约3个月，服药40余剂，病情缓解，能参加轻微劳动。

按：关于虚劳病证的辨治，郑钦安颇有真知灼见，他说："虚劳之人，总缘亏损先天坎中一点真阳耳。真阳一衰，群阴蜂起，故现子午潮热，子午二时，乃阴阳相交之时，阳不得下交于阴，则阳气浮而不藏，故潮热生；阴不得上交于阳，则阴气发腾，无阳以镇纳，则潮热亦生。医者不得此中至理，一见潮热便称阴虚，用一派滋阴养阴之品，每每酿成脱绝危候，良可悲也。自汗盗汗出，凡自汗、盗汗皆是阳虚之征。各书具称盗汗为阴虚者，是言其在夜分也。夜分乃阳气潜藏之时，然而夜分宴阴盛之候，阴盛可以逼阳于外，阳浮外亡，血液随之，故汗出，曰盗汗。医者不知其为阳虚，不能镇纳阴气，阴气外越，血液亦出，阴盛隔阳于外，阳不得潜，亦汗出，此旨甚微，学者务须在互根处理会。咳吐白痰，真阳一衰，则阴邪上逆，逆则咳嗽作，白痰虽非血，实亦血也，由其火衰而化行失职，精气不得真火锻炼，而色未赤也，近来多称陈寒入肺，实是可笑。腹满不实，阴气闭塞，阳微不运故也。面黄肌瘦，真火衰则脾土无生机，土气发泄，欲外亡，故面黄。土衰则肌肉消，以脾主肌肉故也。腹时痛时止，阳衰则寒隔于中，阻其运行之机，邪正相拒，故时痛时止。大便溏泄，胃阳不足，脾湿太甚故也。困倦嗜卧，少气懒言，皆气弱之征。种种病情，不可枚举。惟有甘温固元一法，实治虚劳灵丹。昧者多作气血双补，有云大剂滋阴，有等专主清润，有等开郁行滞，不一而足，是皆杀人转瞬者也。""钦安指出大法，惟有甘温固元，是姜、附、草，不是参、芪、术，学者不可不知也。"

十三、高血压性眩晕

眩晕是目眩和头晕的总称，以眼花、视物不清和昏暗发黑为眩；以视物旋转，或如天旋地转不能站立为晕，因两者常同时并见，故称眩晕。高血压所致的眩晕多数是由于情绪变化、精神紧张或受精神刺激等因素的影响，使血压产生波动而引起的。也有的是滥用降压药，使血压突然大幅下降，发生眩晕。

【病案举例】

吕氏[16]治疗病例，陈某，男，65 岁，退休医生，1996 年 4 月 16 日初诊。患高血压病 4 年余，平素血压常在 167 ~ 188/94 ~ 105mmHg，常服降压药，然血压不稳定。近 3 个月来，头晕较重，稍遇劳累则眩晕欲倒，甚则恶心、呕吐，两腿股部有凉感，舌质淡，舌苔薄白腻，脉细弱，测血压 187.5/99mmHg，心率 62 次/分。辨证属阴寒盛于下，虚阳浮于上，治以暖肝熄风法，方用四逆汤加味。方药：制附子 9g（先煎），干姜 9g，甘草 6g，炒白术 15g，水蛭 12g，生牡蛎 30g（先煎）。药进 5 剂，头晕渐减，加豆蔻 3g（后下），继服 15 剂，诸症皆愈，测血压降至 154/83mmHg，精神大振，诉头脑从未如此清爽。随访 1 年未复发。

按：阳虚生风之眩晕，前贤多有论述。宋代严用和以沉香磁石丸治下虚上盛之眩晕。近代名医祝味菊喜用附子治疗阳虚内风之眩晕。本证属阴寒盛于下，虚阳浮越于上，经脉不利，发为眩晕。四逆汤温其阳，伍白术、水蛭益气活血，佐生牡蛎敛其浮阳，可致阴平阳秘，辨证准确，疗效明显。本方附子有效剂量在 9 ~ 18g 之间，可从小剂量始，逐渐增量。如需久服，可加白芍以防其燥，兼能养阴柔肝，用量宜附子的 2 倍。

十四、痹证

痹，即闭阻不通。痹证是指人体机表、经络因感受风、寒、湿、热等引起的以肢体关节及肌肉酸痛、麻木、重着、屈伸不利，甚或关节肿大灼热等为主症的一类病证。临床上有渐进性或反复发作性的特点。主要病机是气血痹阻不通，筋脉关节失于濡养所致。

【病案举例】

李氏[19]治疗病例，刘某，女，29 岁，教师，1997 年 3 月 1 日就诊。因第一胎足月顺产 1 个月后，外出受凉，次日四肢麻木冷痛，脊背怕冷，每遇天气变化而加重，伴头昏，夜间少寐，记忆减退，他医均以养血祛风施治，服方药数剂，罔效。刻诊：面色㿠白，神疲乏力，四肢欠温，舌淡苔薄白，脉细涩。证属阳气不足，血虚不运，筋脉失于濡养。处方：附子100g（先煎1.5小时），干姜15g，龟甲10g（先煎），阿胶15g（烊化），黄芪30g，桂枝10g，当归15g，炙甘草10g，细辛10g，7剂，水煎服，每日1剂，分3次服，自述症状消失，告愈。两例患者均未见口唇麻木、心慌、气促等毒副作用。

按： 产后血虚，外受风寒之邪，素禀阳气不足，阴虚则气血失之温煦，今以温阳散寒，养血祛风而见效。附子虽大辛、大热有毒，性烈力雄，但确有补火回阳，散寒止痛，温肾暖脾，外固卫阳止汗之功，且附子善入血分，有通行十二经之长，亦有劫夺营阴之弊。故方中伍用龟甲具有利水滋阴，通阴助阳之功。附子久煎后毒副作用明显减少，且机体对毒副作用有一定耐药性。干姜、炙甘草助其附子助阳且有解毒之效。如辨证准确，一切阳虚寒证，并根据舌、脉合诊，运用四逆汤加减时，附子用量可偏大，不可僵守经方旨意。

十五、失眠

失眠是睡眠－觉醒昼夜节律的紊乱，是入睡困难、睡眠维持困难和早醒。失眠患者中阳虚者较多，以四逆加柴桂龙骨牡蛎汤治疗，收到较好疗效。属中医学"不寐"的范畴。《灵枢·大惑论》云："阳气尽则卧，阴气尽则寤。"《类证治裁·不寐》云："阳气自动而之静，则寐；阳气自静而之动，则寤。不寐者，病在阳而不交阴也。"由此可见，阴阳在不断相互消长变化的过程中相交才可产生睡眠，阳气在睡眠中占主导地位。

【临床应用】

苏氏[28]采用四逆加柴桂龙骨牡蛎汤治疗阳虚型失眠32例，其中痊愈3例，显效20例，有效9例，总有效率100%。32例患者予以四逆加柴桂龙骨牡蛎汤处方：附子、干姜、炙甘草、白芍各15g，柴胡、龟甲、姜砂仁、桂枝各10g，生龙骨、生牡蛎各30g。加减：心烦易怒、焦躁不安者加黄连、肉桂各3g；伴精神疲倦者加茯苓、白术各30g，党参20g；腰膝酸软者加淫羊藿、怀牛膝各15g。每天1剂，加水1000mL，煎1.5小时以上，取汁200mL，分早、中、晚3次服。疗程1个月。用四逆汤温补肾阳；柴胡、白芍疏肝养血，调畅情志；桂枝通阳化气，合白芍调补阴阳；龙骨、牡蛎镇潜虚浮之阳，且张锡纯谓"龙骨善化瘀血，牡蛎善化痰消坚结"；龟甲、砂仁为潜阳丹变化而来，用之为摄纳浮阳，使真阳归源，阴阳相交。诸药合用，温阳化气，调补阴阳，真阳归源，阴阳相交故自能寐。治疗结果表明，四逆加柴桂龙骨牡蛎汤治疗阳虚型失眠效果显著。

【病案举例】

刘氏[9]治疗病例，孙某，男，57 岁，1987 年 7 月 13 日初诊。患者 1 年前无明显诱因，出现难以入寐，有时醒后不能寐，伴畏寒。病后不断服中西药物，疗效甚差，近月余服西药安眠剂以维持睡眠。症见畏寒，膝以下冷，头汗出，口唇色淡，舌质淡，舌尖稍红、苔薄白、六脉虚弱，而以右手尺脉为甚。予以：茯苓 12g，制附片（先煎）、炒枣仁各 30g，炮姜、炙甘草各 6g，生牡蛎（先煎）15g，水煎服。服 7 剂，已能入寐，畏寒等症亦减。继服 14 剂，诸症消失，脉舌正常，病告痊愈。

按： 中医学认为，睡眠是人与天地相应，阴阳消长变化所产生的正常生理现象。《素问·金匮真言论》曰："平旦至日中，天之阳，阳中之阳也；日中至黄昏，天之阳，阳中之阴也；合夜至鸡鸣，天之阴，阴中之阴也；鸡鸣至平旦，天之阴，阴中之阳也，故人亦应之。"指出自然界阳气一日变化为自鸡鸣始，阳气逐渐增长，至平旦后阳气逐渐增长至一日最旺盛的阶段，人应充分活动使阳气张扬；日中后则阴气逐渐增长，阳气开始潜藏，至夜半阴气最盛，阳气潜藏最深，而人与之相适应则应睡眠使阳气得到充分的休养。《灵枢·大惑论》云："阳气尽则卧，阴气尽则寤。"《类证治裁·不寐》云："阳气自动而之静，则寐；阳气自静而之动，则寤。不寐者，病在阳而不交阴也。"由此可见，阴阳在不断相互消长变化的过程中相交才可产生睡眠，阳气在睡眠中占主导地位。此患者证见畏寒，膝以下冷，头汗出，口唇色淡，舌质淡，舌尖稍红、苔薄白、六脉虚弱，而以右手尺脉为甚。证属肾阳虚衰，虚阳上扰。治以温肾潜阳。故炙附片、炮姜用以温阳，炒枣仁、生牡蛎用以安神。

十六、梅尼埃病

梅尼埃病是以突发性眩晕、视物旋转、剧烈呕吐、不敢活动，耳鸣、耳聋或眼球震颤为主要临床表现，具有发作性和复发性的特点，即眩晕有明显的发作期和间歇期。属中医学"眩晕"的范畴。

【病案举例】

郑氏[29]治疗病例，毕某某，男，59 岁，已婚，干部，1978 年 6 月 15 日来诊。患者眩晕 6 年余，剧烈发作时，恶心呕吐，眼球震颤，外界景物旋转，面色苍白，汗出耳鸣，血压下降甚至晕厥，1 个月或数月发作 1 次，每次发作持续 1 个多星期，患者两胁微痛，嗳气吞酸，喜热饮，大便清，脉弦紧而细，舌质淡白，苔中根部黑润。证属水极似火，真寒假热，肾阳虚衰，治宜扶阳逐寒、温补脾肾，佐以涤痰降逆，予四逆汤加味：黑附片、姜半夏、绵茵陈各 12g，淡干姜 8g，炙甘草、鲜生姜各 9g，代赭石 30g（打碎先煎），煅瓦楞 15g，天麻 10g（另炖冲服），连进 5 剂，眩晕好转，呕吐消失，吸气大减，精神振奋，舌苔黑减退，脉弦细。药中病机，守原意，将干、鲜姜各加至 10g，再加肉桂末 2g，递进 10 剂，黑润苔已退，眩晕停发，胃脘痛消失。当时因气候炎热，过用热药，恐有伤阴之弊，故方中减肉桂，加党参、熟地各 15g，白芍 8g，以善后，继服 10 剂，诸恙悉平，随访至今未发。

按：本案眩晕，扶阳散寒治之则疗效满意。《临证指南》云："辨舌质可知五腑六脏之虚实，验舌苔可断六淫之深浅。"本例舌苔黑润，乃虚寒体质，以四逆汤治本，眩晕、呕吐等为标实，故方中有祛风的天麻，豁痰的半夏，重镇的代赭石，补气的党参，养血的熟地，除湿的茵陈，敛酸的瓦楞，扶正固本，标本兼施，效如桴鼓。

十七、发热

发热又称发烧，是由于致热原的作用使体温调定点上移而引起的调节性体温升高（超过 0.5℃），按体温状况，发热分为低热：37.3～38℃；中等度热：38.1～39℃：高热：39.1～41℃；超高热：41℃以上。

【病案举例】

1. 倪氏[30]治疗病例，王某，男，24 岁，1992 年 10 月 5 日初诊。患者 2 个月前无明显诱因即感发热，体温波动于 37.2～37.7℃之间，并以午后为著，伴有头晕头痛、身倦乏力。面红，舌质淡，苔白滑，脉沉细，体温 37.6℃。证属阳虚寒厥，拟温脾暖肾回阳为治法，方用通脉四逆汤：熟附子 12g，干姜 12g，炙甘草 6g，水煎凉服，每日 1 剂。服 2 剂后，患者四肢渐渐转温，手足仍有汗出，但已不发凉。体温渐复正常。效不更方，上方继服 3 剂后，四肢变温，手足汗出止，体温正常，后改服补中益气丸以巩固其疗效。1 个月后随访观察，低热未再复发。

按：患者始为气虚发热，但气虚之体，反又加寒凉之剂，而致阳气渐衰，阴寒已盛，阳虚不达四末，故出现四肢发凉，阳不摄汗则手足出凉汗，虚阳上浮则面红，外越则有低热之象。此《伤寒论》所言："少阴病……里寒外热，手足厥逆，脉微欲绝，身反不恶寒，其人面色赤……通脉四逆汤主之。"服用本方以凉服为宜，以免出现格拒不纳之象。

2. 李氏[31]治疗病例，刘某某，男，32 岁，1976 年 9 月初诊。因高热腹痛住院。其妻代诉：入院前 8 天，赶车途中突发腹痛，发冷发热，经某医院用中西药治疗，病情日趋加剧，腹部疼痛尤以右少腹及脐周围为著，呕恶频作，腹泻稀水每日 3～4 次，嗜睡，入院后查体温40.50℃，经化验白细胞 8 100，西医诊断为急性阑尾炎。当即进行手术，经剖腹探查阑尾无明显改变，其余肠道未发现异物，经用青霉素、链霉素及液体疗法等，3 周腹痛缓解，体温一直徘徊在 38～39℃ 之间，仍腹泻无度，不思饮食，口不渴，又经 X 线摄片及脊髓化验均属正常，后请中医会诊，细查其症，除上述症状外，精神不佳，汗出如油，语音低细，双颧潮红，面色晦垢，按之脐周作痛，频频欲吐，四肢厥冷，口干少津，舌质淡苔薄白，脉濡滑沉细。加以细析，实属阳虚之体，又感湿温病邪，久恋气分无外达之机，加之久施重投苦寒清热之辈，伤中下焦之阳，使湿邪逢阴寒之助而暗中滋蔓，即成湿温证之变证，急用温阳益气醒脾化湿法。予以四逆汤加味，方用附子 6g（先煎），干姜 10g，茯苓 15g，炙甘草 10g，米炒党参 10g，薏苡仁 15g，炒白术 13g，佩兰叶 10g，水煎频饮。二诊：服 2 剂热渐退，体温 37.5℃，大便完谷成形日 2 次，食欲增进，手足自温，但仍须提防突变，谨守上方减附子为 3g，加鳖甲 13g（先煎）以敛阳护阴。三诊：体温正常，诸症渐减，中病即止，改用异功散加减连服 10 剂而全愈出院。

按： 就本案而言，病之演变絮繁，岂非桑菊、三仁汤等足以应酬，更不可囿于体温之高低，妄投峻猛苦寒降热之剂，而应见微知著，善识标本，讲究对策方能取胜，孰不知其人素体阳虚，长途跋涉疲劳作业，饥饱不匀，寒温不适，又急予手术重伤气血，加之前医峻用苦寒泻下之品损及脾肾之阳，以致正不胜邪，使阳无所附，湿邪嚣张，酿成阳微欲绝之险候，岂敢妄投苦寒泻损正慈阴恋湿之品。急予茯苓四逆汤孤其虚寒之势，复其升降之能，使湿邪去则邪热孤，阳得司运，以期达到"益火之源，以消阴翳"，遂病乃愈。

3. 白氏[32]治疗病例，李某某，女，35 岁，农民，平素阳常不足，外感寒邪，发热恶寒，寒多热少，入夜尤甚，常增被而不暖，初用辛凉解表，继用苦寒泄下，以致病重，卧床不起已 2 个月。现症：面色㿠白无华，精神恍惚，形体消瘦，凉汗大出，汗流满面，语声低微，气息奄奄，四肢厥逆，六脉欲绝。拟方：茯苓 30g，附子 15g，党参 16g，干姜 15g，甘草 15g，此方连服 6 剂，汗止足温，六脉来复，效不更方，量稍减，服之此剂而愈。

按：外感之病，本应解表，但素体阳虚，外感风寒的患者，辛凉解表，苦寒泄下均不宜用。若误用之，则伐其脾胃，败其肾阳，必使阴阳俱亡，精神离散，变成坏证，患者之证前医愈治愈重的原因，即在于此，此时急宜补肾中之阳培土固正，燥脾祛湿而温中庶可挽回，服后果获良效。

第五节　消化系统疾病

一、急性胃肠炎

急性胃肠炎是夏秋季的常见病、多发病。多由于细菌及病毒等感染所致。主要表现为上消化道病状及程度不等的腹泻和腹部不适，随后出现电解质和液体的丢失。本病属于中医学"呕吐"、"腹痛"、"泻泄"等范畴。

【病案举例】

1. 陈某，男，41 岁。因呕吐、腹泻，于 1977 年 7 月以急性胃肠炎伴休克收入院。诊见：面色㿠白，胸腹痞满，拒按，下利血水清稀便，四肢厥冷，舌质淡红，干燥起刺，有少许黄白苔。予以：麦冬 20g，白人参 20g，干姜 10g，附子 5g，甘草 10g，当归 15g，大黄 10g，汉三七 4g，金银花、连翘、牡丹皮各 15g。1 剂煎服。服药后，排稀便无血水。遵上方配西医支持疗法，经治 7 天，其病而愈。

按：本病由胃肠疾患导致，"泄泻"演变为"寒厥"，寒湿阻滞下焦，阴阳不顺接而致。治以温中散寒，疏通气机。寒湿滞塞中焦，气机失调，以温中导滞之品，而使清阳之气得以通畅，故病愈。

2. 钱某某，男，57 岁。病人于 1979 年 11 月 6 日，因患高血压、动脉硬化入院。用平肝潜阳，润筋脉之法，投天麻钩藤汤治疗。于 11 月 28 日，突然腹泄日 10 余次，少腹作痛。3 天后转为每日 16～17 次，多至 20 余次，多为溏便及稀水，便后有少许黏液。便检 3 次：外观呈水样或黄色稀便，红细胞 0～2，白细胞 6～8，其他（－）。便培养：无痢疾杆菌和其他肠道致病菌生长。病人主要表现：面色晦暗，双目凹陷、消瘦，口渴不欲饮，语言低微，身倦无力，两手微温，两足自觉发热，触其不热，少腹隐隐作痛，喜热，脉沉，舌质暗红苔白而腻。治疗经过，由于病势急，重度脱水，消瘦，止泄是当务之急，故用中西药对症治疗。先用痢特灵、复方新诺明、四环素、止痢片、参苓白术散、黄连丸口服，汤剂投参苓白术汤合白头翁汤加减均未见效。后改用林格液 500mL 加入氢考 100mg，维生素 C 2.0g 及 10% 葡萄糖 500mL 加入黄连素 20mg 静脉滴注，前后共治 20 余天，未见明显疗效。后经辨证予以：炙附子 10g，干姜 10g，肉桂 10g，诃子 25g，罂粟壳 25g，白芍 25g，甘草 10g。服 1 剂后，腹痛便泄即止，大便成形，2 剂后，大便正常，每日 1 次。病遂告愈。

按： 此例病案病情实属一派虚寒征象，久病之后，损伤肾阳，脾失温煦，运化失常，而致频泻。两足自觉发热，但触之不热，口渴不欲饮，此乃内真寒而外假热之征。血压虽高已为陈疾，急则治其标、缓则治其本，用温补肾阳，固涩止泻之剂，用《伤寒论》中四逆汤加味治疗。

二、慢性胃炎

慢性胃炎系指由不同病因引起的各种慢性胃黏膜炎性病变，是一种常见病，其发病率在各种胃病中居首位。可简略的分为浅表性胃炎，萎缩性胃炎，肥厚性胃炎。大多数病人常无症状或有不同程度的消化不良症状如上腹隐痛、食欲减退、餐后饱胀、反酸等。属中医学"胃脘痛"、"痞满"、"吞酸"、"嘈杂"、"纳呆"等范畴。中医学认为，慢性胃炎多因长期情志不遂，饮食不节，劳逸失常，导致肝气郁结，脾失健运，胃脘失和，日久中气亏虚，从而引发种种症状。

【病案举例】

1. 张氏[33]治疗病例，张某，男，53 岁，2007 年 2 月 9 日就诊。患者主诉因工作无序，饮食失常致上脘腹疼痛不适，常隐痛，每日泄泻 2～3 次，头晕腰痛，睡眠甚差，口渴不欲饮，病已 2 年多，近日日益加重，西医诊断：慢性浅表性局限萎缩性胃炎。经用多种中西药物（不详）治疗无效。观其形体消瘦，舌质淡胖、苔薄少，左脉细弦弱，右脉弦涩滑。予以：黑附片 35g（先煎），干姜 40g，党参 40g，菟丝子 30g，炒白术 20g，炙甘草 10g，北沙参 20g，三七 12g，橘红 8g，香橼 13g，丹参 8g，茯神 20g，合欢皮 15g，生姜 31g（切）。5 剂，2 日 1 剂。药后诸症好转，有时夜咳，舌质淡红胖嫩、舌中部无苔，原方加枇杷叶 1g 继服，患者前后共服药 20 余剂，胃隐痛未作，睡眠佳，头晕腰痛无，大便成形，后改配蜜丸，巩固疗效。并嘱其戒除烟酒及辛辣刺激之品。

按： 慢性胃炎一般病变发展较慢，病情反复，迁延难愈，又与饮食调摄相关，本例患者病程较久，又因长期饮食失常，结合脉症，断为脾肾虚寒，气滞血瘀，兼阴液不足。此证属脾肾虚寒，气滞血瘀，治以温肾阳，补脾养阴，理气活血。方以四逆汤加味，共奏温肾阳、补脾养阴、理气活血之功。

2. 张氏[33]治疗病例，刘某，女，65 岁，素有"慢性浅表性胃炎"病史 5 年，于 2007 年 2 月 25 日就诊。自诉近 1 个月来胃脘冷痛日益加重，腹胀纳差，肠鸣不止，口渴不喜饮，大便稀溏，舌质淡胖大、苔白滑，脉虚细弱。中医辨证：脾肾虚寒，运化失常。治疗原则：健脾温肾，理气和中。药用：黑附片 35g（先煎），干姜 40g，炙甘草 5g，党参 30g，炒白术 20g，合欢皮 12g，香橼 15g，三七 15g，枇杷叶 10g，橘红 12g，制半夏 13g，炒麦芽 16g，鸡内金 20g，生姜 31g（切）。5 剂，2 日 1 剂。服用后诸症大为好转，继用上方 10 剂，胃脘冷痛、肠鸣消失，腹胀减轻，食欲好转，大便成形，后改配蜜丸，巩固疗效。

按：患者病程较久，结合脉症，属脾肾虚寒，运化失常。阳气亏虚无以所化，致胃脘冷痛加重，腹胀纳差、肠鸣不止诸症频发，此非一般温阳药益气药所及，方中用四逆汤、四君子汤、二陈汤、小半夏汤合方化裁加减，重用姜附扶助阳气，驱除阴寒。参术益气并辅以理气药，制半夏突破了常规十八反用药禁忌燥湿降逆和胃，屡用屡效。

三、急性单纯性胃炎

急性单纯性胃炎是指各种外在和内在因素引起的急性广泛性或局限性的胃黏膜急性炎症，若合并肠道炎症则称急性胃肠炎。急性单纯性胃炎的症状体征因病因不同而不尽相同，其病因多样，包括急性应激、药物、缺血、胆汁反流和感染等。临床上将急性单纯性胃炎分为急性糜烂性胃炎、急性化脓性胃炎、急性腐蚀性胃炎，以前两种较常见。急性单纯性胃炎是临床常见多发病，一般短期可以治愈，少数可留有后遗症。症状轻者仅有腹痛、恶心、呕吐、消化不良；严重者可有呕血、黑粪，甚至失水，以及中毒及休克等。其发生的常见原因有寒邪客胃、饮食伤胃、肝气犯胃和脾胃虚弱等，临床应辨证治疗。可归属于中医学"胃脘痛"的范畴。

【病案举例】

1. 陈氏[34]治疗病例，王某某，女，36 岁，1998 年 3 月 10 日初诊。平素胃痛，喜按，近因受凉，胃部剧烈疼痛，伴有恶心呕吐，四肢厥冷，面色苍白，舌淡、苔薄白，脉细。证属脾肾阳虚。拟温中止痛法。淡附片、干姜、炙甘草各 5g，西党参、石茯苓、红枣、延胡索、酒白芍各 10g，3 剂后，胃痛除，呕吐止，大便仍有溏薄，面色苍白，舌淡红，脉细。原方续服 7 剂，诸症消失。

按：本例患者素有胃痛，喜按，中阳素虚，近因受凉，中阳不能托邪外出，而致阴寒内盛，故腹痛剧烈；隔上有寒，寒气上逆，则恶心呕吐；寒气凝滞，阳气不足，不能上荣则面色苍白；阳气不能布达四末则四肢厥冷。方用茯苓四逆汤以益气温经回阳，里阳振，寒邪散，故腹痛、呕吐自愈。

2. 颜氏[35]治疗病例，叶某某，女，38 岁。1984 年 4 月 2 日初诊。素有胃病，喜按。昨日因受凉又饮食不当，胃脘部剧烈疼痛，不欲食，伴恶心呕吐，腹痛以脐周为主，泄泻水样便，1 日数 10 次，四肢厥冷，面色苍白，上腹部及脐周有轻度压痛，肠鸣音亢进，舌质淡，苔薄白，脉细。实验室检查：白细胞 $110 \times 10^9/L$，中性粒细胞 80%，淋巴细胞 20%。西医诊断为：急性单纯性胃炎。证属外感风寒，胃失和降、吐泻耗津、阴损及阳、脾肾阳虚。治宜温经回阳止吐。药用：淡附片 10g，干姜、炙甘草各 5g，党参、茯苓各 15g，黄连 6g，焦山楂 30g，服药 3 剂，胃脘痛瘥，呕吐止，泄泻止、转溏，四肢转温，面仍苍白，脉细，舌边淡红，苔薄白。守方继服 5 剂，诸症消失。

按：素有胃痛、喜按，中阳素虚；因受凉中虚不能挟邪外达，而致阴寒内盛，故胃脘痛、腹痛剧烈；饮食不当伤胃，胃失和降，又加膈上有寒，寒气上逆，则呕吐、泄泻；里寒甚，又加吐泻耗津，阴损及阳、脾虚阳衰，不能上荣于面、敷布四末，故面色苍白、四肢厥冷。方用茯苓四逆汤，以益气阴、温经回阳；加黄连清热燥湿，以辛开苦降；焦山楂消食化积，里阳振、寒邪散，则积食消，胃脘痛、呕吐自止。

四、胆汁反流性胃炎

胆汁反流性胃炎是由于从胆囊排入十二指肠的胆汁和其他肠液混合，通过幽门，逆流至胃，刺激胃黏膜，从而产生的炎症性病变。胆汁反流性胃炎的病因主要为胃大部切除胃空肠吻合术后，以及幽门功能失常和慢性胆道疾病等，胆汁反流性胃炎在临床上比较常见。相当于中医学的"胃脘痛"，中医学认为其大多属于脾胃升降失调、水饮停滞胃脘，兼有肝气郁结。按此辨证结果对症下药，效果比较理想。

【临床应用】

王氏[36]采用旋覆四逆汤治疗胆汁反流性胃炎 100 例疗效观察，100 例患者中，男 65 例，女 35 例，100 例患者均经胃镜检查提示有胃黏膜充血、水肿，黏膜上附着黄绿色胆汁或有大量胆汁自幽门反流入胃，均见烧心、反酸、嘈杂、纳差、胃脘部胀闷不适或疼痛等症，其中多数患者经西药治疗疗效不佳或停药后复发而转服中药。患者均以自拟基本方旋覆四逆汤为主，随症加减。基本方：旋覆花 15g，代赭石 30g，半夏

10g，姜竹茹 12g，陈皮 10g，白芍 10g，枳壳 10g，柴胡 15g，煅瓦楞 30g，黄连 10g，吴茱萸 6g，生姜 6g，大枣 5 枚，甘草 5g。结果治愈 72 例，好转 24 例，无效 4 例，总有效率 96%。

按：本病与人们生活水平提高、活动减少、工作压力较大、肥胖、吸烟、饮酒、喝浓茶等多种因素有关，相当于中医学胃脘痛等病。胃为五脏六腑之大源，乃仓廪之官，后天之本，主受纳腐熟水谷，饮食不当或情志失调，均可致脾胃受损。脾主升清，胃主降浊，变生诸病，腑病以通为用，故我们选用"旋覆四逆汤"，拓宽了"通"法的应用范畴，并非一味地应用攻里泻下之品。本方含有旋覆代赭石汤、左金丸、二陈汤、四逆散等古代名方，方中旋覆花、代赭石、半夏、姜竹茹、陈皮、吴茱萸降逆和胃，燥湿健脾止呕；柴胡、枳壳疏肝以增强肝疏泄胆汁之功能；白芍、甘草和里缓急，益气补虚，西医学研究二药有镇静、缓解平滑肌痉挛、抑制胃酸分泌、保护胃黏膜、促进溃疡愈合等作用；黄连苦寒，能制约半夏、吴茱萸燥热之性；黄连、半夏伍用实寓泻心汤之意，乃仲景治胃脘痞塞不适名方；更用煅瓦楞直接止酸收敛，保护胃黏膜；生姜、大枣健胃止呕补虚，调和诸药。临床结合辨证，再配合益气温阳、滋阴泄热、理气活血等药，以补其不足、泻其有余，使胃病以通为用的功能及治法得以充分体现，故诸症必除。餐后不宜马上睡眠，睡觉采取头高脚低位，勿食高脂肪食品、巧克力、咖啡、浓茶，戒烟、禁酒，多参加体育锻炼，减轻体重，保持心情舒畅，对本病的治疗有很大帮助。

五、重度溃疡性结肠炎

溃疡性结肠炎是一种局限于结肠黏膜及黏膜下层的炎症过程。多位于乙状结肠和直肠，也可延伸至降结肠，甚至整个结肠。病理漫长，常反复发作。20~30 岁年龄段最多见。多为血性腹泻或脓血便，每日 2~4 次，严重者血水样便，每日 10 次以上。可有左下腹或下腹部阵发性痉挛性绞痛，伴有便意或里急后重。偶有恶心、呕吐、上腹不适、发热等症状。重度溃疡性结肠炎还可表现为腹肌紧张、反跳痛，或可触及痉挛或肠壁增厚的乙状结肠和降结肠。直肠指检常有压痛。

【病案举例】

邹氏[21]治疗病例，章某，男，74 岁。2004 年 11 月 3 日初诊。6 年来，左下腹冷痛，腹泻，大便稀薄，夹杂白色黏液，或见紫暗黑稀便，四肢冰冷，神情疲惫，尿清长，喜热食，在多家医院经钡餐、结肠镜等检查，均诊为"重度非特异性溃疡性结肠炎"，经常服用各种治结肠炎之中西药物，效果不好。近 2 个月病情加重，每日腹泻 10 余次，食量极少，而色苍白，神志恍惚昏沉，语声低微，查舌淡胖、苔白滑，脉微细无力。证属脾肾阳衰，水谷无以腐熟，遂拟四逆汤以温补脾肾。处方：制附子（先煎）30g，干姜 20g，炙甘草 10g，赤石脂 60g，每日 1剂，水煎 2 次，混合后分 4 次服。服至第 6 剂，泄泻减至每日 3 次，精神健康，食纳增加，继以本方为主调理月余而愈。

按：本例重度溃疡性结肠炎，治非得法，病情逐渐加重，终至脾肾阳衰，阴寒极盛，阳气欲亡。故急宜温补脾肾，回阳救逆，涩肠止泻。四逆汤加赤石脂正有此功，药量虽重，但分 4 次服，有利于体内缓缓吸收药液，较为安全。

六、肠道易激综合征

肠易激综合征指的是一组包括腹痛、腹胀、排便习惯改变和大便性状异常、黏液便等表现的临床综合征，持续存在或反复发作，经检查排除可以引起这些症状的器质性疾病。本病是最常见的一种功能性肠道疾病，在普通人群进行问卷调查，有 IBS 症状者欧美报道为 10%~20%，我国北京一组报道为 8.7%。患者以中青年居多，50 岁以后首次发病少见。男女比例约 1:2。可归属于中医学"泄泻"、"腹痛"、"便秘"、"腹胀"、"休息痢"等范畴。病变的部位在大肠，但与肝、脾、胃的功能失调有关，临床表现为长期反复的腹痛，伴随排便次数与性状的异常，但形态和生化学正常。其临床主要分为腹泻型、便秘型和腹泻便秘交替型，其发展机制仍不很明确。

【临床应用】

沈氏[37]采用中西医结合治疗肠易激综合征 32 例临床观察，治疗组32 例，显效 22 例，有效 8 例，无效 2 例，总有效率 92.75%；对照组24 例，显效 10 例，有效 8 例，无效 6 例，总有效率 75.00%。2 组总有效率比较差异有统计学意义（$P < 0.05$），治疗组疗效优于对照组。

【病案举例】

颜氏[46]治疗病例，李某某，男，45 岁。1985 年 1 月 16 日初诊。反复腹痛、腹泻伴里急后重 20 年，复发加重 1 个月。于 20 年前不明原因而出现腹痛、腹泻，大便为黄色黏液稀便，3~4 次/日，泻后腹痛止。每因进食生冷油腻或情绪紧张、疲劳而诱发，经多方检查排除肠炎与痢疾，服用多种中西药物无效。1 个月前，因精神紧张、劳累再发。现腹痛腹泻，大便 3~4 次/日，为黄色稀便夹有黏液，便后痛止，有里急后重感，伴畏寒肢冷、头昏乏力、心悸胸闷、失眠。查：形瘦，面色苍白，腹稍胀，压痛不明显，舌质淡，苔薄黄腻，脉沉缓。实验室检查：便常规有极少白细胞、红细胞、脓球，无寄生虫卵，培养无致病菌。纤维结肠镜：见肠管痉挛，收缩频繁，痉挛持续15秒以上，未见器质性病变，X线钡餐检查见肠管痉挛变细，结肠袋增多、加深，无固定狭窄、充盈缺损、黏膜破坏、溃疡等征象。西医诊断为：肠道易激综合征。证属脾肾阳虚、湿热留恋。治宜温补脾肾、清肠、行血调气，佐以固涩。药用：茯苓25g，党参25g，淡附片8g，干姜、炙甘草各3g，黄连6g，白术15g，当归、赤芍、槟榔、广木香、乌梅各10g，服药3剂，大便日行1次，先干后溏、无黏液，腹痛减轻，头昏、乏力、心悸均好转，纳增，眠转佳。又服药5剂，里急后重感消失，腹痛止。原方加补骨脂、山茱萸各10g，续服药7剂，畏寒肢冷改善，大便成形，1~2次/日。上药加减再服14剂，诸症痊愈。复查便常规、纤维结肠镜、X线钡餐均已正常。嘱以金匮肾气丸、参苓白术丸各6g，香连丸3g，每日2次，连服1个月，以巩固疗效。随访1年，未见复发。

按：本病系常见肠道功能性疾病，应排除其他器质性疾病。此病病程长，病久则脾肾虚寒，并进一步累及肾阳亦虚、脾肾阳虚，则健运失常、气化无权、封藏失司、湿热留滞肠中，可见反复腹胀腹泻、便后痛止、里急后重，伴畏寒肢冷、头昏乏力、心悸胸闷等症。本病也为本虚标实、虚实夹杂、寒热互结之证。故治宜茯苓四逆汤，加白术益气健脾、温肾散寒，黄连清热燥湿为主；加当归、赤芍、槟榔、木香、乌梅行血调气、收涩，攻补兼施。药证相符，故能收到较好疗效。

七、直肠炎

直肠炎轻者仅黏膜发炎，重者炎症累及黏膜下层、肌层，甚至直肠周围组织，有时只是一部分直肠黏膜受累，有时直肠黏膜全部发炎，也可累及结肠部分黏膜都有炎症。中医学认为直肠炎与"湿热内蕴"、"饮食停滞"、"脾胃虚弱"和"虫积湿滞"有关。中医学将其分为以下三型：腹泻型：泄泻、大便不成型、腹痛、便血、黏液便、脓血便、肠鸣及排便不畅、不尽、里急后重，伴有消瘦、全身乏力、恶寒、头昏等症。便秘型：大便秘结，如羊屎样，排便不畅、不尽，甚则数日内不能通大便，有一部分患者原有长期腹泻史，伴有腹痛、消瘦、口干、腹胀贫血等症，易恶变。腹泻便秘交替型：大便时干时稀、时有黏液、便血，伴有腹痛、腹胀等症。

【病案举例】

郝氏[38]治疗病例，苏某，男，30岁，1998年5月初诊。1年前，广州打工，因水土不服，忙于挣钱患此病。2 次肛门窥镜检查，均定为直肠炎。患者大便淋漓，坐则努水，神色困倦，脉象微细，溲清气和，时或腹痛，此少阴虚寒，肾气不张也，治当温补少阴。予四逆汤加减，药用附子、炮姜、甘草各 12g，茯苓、泽泻各 20g，服至 5 剂而愈。

按：此病案因少阴虚寒，肾气不张而致。当以温补少阴，故选四逆汤加减，用附子、炮姜、甘草以温少阴；用茯苓、泽泻以利水道，通阳化阴。盖病及少阴，损及真阳，非附子温之，坎宫莫暖也。

八、慢性腹泻

腹泻是指排便次数明显超过平日习惯的频率，粪质稀薄，每日排粪量超过 200g，或含未消化食物或脓血。慢性腹泻指病程在 2 个月以上的腹泻或间歇期在 2 ~ 4 周内的复发性腹泻。慢性腹泻属于功能性腹泻，指的是肠功能紊乱引起的腹泻，包括结肠过敏、情绪性、消化不良引起的腹泻。症状表现有腹痛胀气、排气排便后疼痛或消失、稀便与硬便交替出现。中医学将伴有腹部觉冷，四肢不热，不耐寒冷刺激以及天亮时即腹痛而泻的称作脾肾虚寒腹泻；将伴有胃口不好，消化不良，腹胀并有下垂感，四肢沉重无力的称作脾胃气虚腹泻；将精神郁怒即痛泻，泻后疼痛减轻的称作肝旺克脾腹泻。慢性腹泻病程迁延，反复发作，可达数月、数年不愈。可归属于中医学"泄泻"的范畴。

【病案举例】

1. 王氏[39] 治疗病例，张某，男，49 岁，患者患腹泻 3 年，呈反复发作，泻下物为清水，无脓血便，无呕吐、腹痛及里急后重，每遇食生冷油腻后发作，每日达十几次以上，多次拜访名医诊治无效，经西医常规治疗亦无明显效果。于 2006 年 3 月转中医求治，查：形体消瘦（呈脱水貌），面色萎黄，自觉身倦乏力，脘腹胀闷，食欲不振，舌淡苔白，脉缓弱。经辨证：本证乃脾胃虚弱，使胃肠功能减退，不能受纳水谷，不能运化水谷精微，反聚水为湿，积谷为滞，致使脾胃升降失司，清浊不分，混杂而下，遂成泄泻，使处方参苓白术散，无效。观前之医者处方皆为参苓白术散，余甚不解，故按六经分析：证属太阴，足太阴属土，土虚水亢，湿从水类，直走肠道，火能暖土，使水有所制。遂处方四逆汤加减，熟附子 50g，干姜 30g，赤石脂 30g，人参 20g，半夏 20g，粳米 20g，服 1 剂，其效如神，腹泻次数减至每日 2 ~ 3 次，服 2 剂后，腹泻消失，大便调和，后服理中汤 5 剂善其后，至今约 1 年未复发。

按：方中附子温肾阳（盖肾为胃之关，主司二便），干姜温脾阳，以暖中土，赤石脂涩肠止泻；半夏燥湿健脾，久泻耗伤气阴，故用人参培补气阴，粳米和胃。

2. 丁氏[25]治疗病例，王某，女，50岁，退休职工，患慢性腹泻10余年，每日腹泻七八次，同时伴头痛、四肢清冷，服乌梅丸、四神丸，皆无效。平日畏风怕寒，舌质淡红苔白，脉沉细弱，证属阳虚泄泻，予四逆汤加红参、石斛、葱白，5剂后腹泻止，大便已成形，再服10剂，至今已有5个月未作。

按： 此病案除久泻之外，尚有四肢清冷，脉沉细迟等阳虚逆厥之征，故用四逆汤加红参，以回阳救逆，加石斛以救脾阴，加葱白以通阳，阳气生，阴气去，其泻自止。

3. 陈氏[34]治疗病例，陈某某，男，48岁，1990年11月10日初诊。患者腹痛肠鸣，大便溏泻日4~5次，遇寒冷尤甚，历时已久，服药少效，平素畏寒肢冷，喜热饮食，食油腻加甚，舌淡红、苔薄白，脉细。证属脾肾阳虚，健运失司。治拟温中回阳、健脾止泻。方用党参、云茯苓各15g，淡附片6g，干姜、炙甘草各5g。5剂后，腹痛止，便次减少每天1次，舌、脉如前。上方加服10剂，腹痛、腹泻至今未发作。

九、习惯性便秘

习惯性便秘是指长期的慢性功能性便秘，多发于老年人。但亦有学者认为习惯性便秘不仅仅限于功能性便秘，它又包括结肠性便秘与直肠性便秘，因此，患有习惯性便秘的人应及早去医院查明便秘的原因对症治疗。习惯性便秘主要是生活、饮食及排便习惯的改变以及心理因素等原因导致的，对其治疗如果不纠正这些起因，治疗效果往往较差。药物治疗只是临时之举，长期依赖泻药只会逐渐加重便秘程度，生活调摄才是根本治疗。

【病案举例】

崔某某，男，35岁，2006年3月初诊，患者苦腹满大便难，甚则10余天1行，大便先硬后溏，形寒背冷，精神萎靡，常诉"小腹如冰"。西医诊为"习惯性便秘"，自服通便药物，常得便泄，而后复秘。诊脉沉弱，苔白滑，辨为阳虚内寒之便秘，阳虚寒凝，气机不利故作。予四逆汤加木香、砂仁、附子，1剂大便得下，质软。后予四逆汤合香砂六君汤加减治疗1个月，患者大便成形，1次/天，腹中温暖，脉起有神，精神倍增，宿疾得除。

按： 关于君药附子的用量，众多医家有不同见解和体会。有人认为附子有毒，最大剂量用到10g，多则会中毒；也有人认为附子小毒，动辄数百克。附子用量关键在于审证，正如张仲景之明训"少阴病，脉微细但欲寐"，审证时，要注意抓住这一关键点。正所谓有是证用是药。关于附子的煎服法，阳虚内寒多用制附子，15g以下一般不用先煎，30g时，多先煎30～60分钟，60g以上应煎90分钟以上，甘草、干姜与附子同煎可使附子毒性大减。大剂四逆汤不宜久服。

十、胆结石和胆绞痛

本证属中医学"胁痛"、"胆胀"、"黄疸"等范畴。胆为中清之腑，内藏"精汁"，即清净之胆汁。胆汁源自"肝之余气"。以通降下行为顺。若因情志不舒，致肝胆之气郁结，疏泄失常；或因过食油腻，致脾胃运化失健。继而生湿蕴热。使肝胆之气瘀阻；或因虫积上扰，致肝胆气滞血瘀，总之均可引起胆汁流行不畅，瘀积，湿热内阻，煎熬日久，沉积而结为砂石。气机郁滞不通，"不通则痛"，肝气横逆犯胃，则发生脘腹胀闷痞满、恶心、呕吐等症。

【病案举例】

郑氏[40]治疗病例，李某，38岁，1989年3月11日10时初诊。主诉：上腹部疼痛及反复发作已3年，伴右肩背疼痛不适，多于饮食不节后发生，素以"胃痛"服药治疗。昨天早饭后病又发作，急到县医院诊治，经B超检查，胆囊：2.8cm×3cm×9cm，内见多枚强光团伴声影，其中最大的一块为8cm×0.7cm，胆总管内径5cm，提示：胆囊炎、胆结石。医院要求手术治疗，患者不同意，今又剧痛复作，来我科诊治。患者呈痛苦面容，捧腹屈膝，跪卧不安。诉右胁及背酸痛，胸脘痞满，呕吐黄色苦水，微发热，大便已3日未解，舌赤，苔黄腻，脉弦紧而数。证属：胁痛，治以疏胆泄热，理气止痛，投三金四逆汤加味：金钱草20g，白芍15g，柴胡、郁金、鸡内金、生大黄（后下）各10g，枳实、栀子、甘草各6g。嘱急煎取两汁分次服，须于晚饭后服完。头汁药服后约20分钟，患者肠鸣，稍倾即泻，相继入厕2次，自觉痛缓，腹脘痞满亦见减轻。二诊，其病已减去十之七八。效不更方，原方继进（共3剂）。三诊，诸症消失，停服汤药，只服胆石通，以善其后。

按：三金四逆汤中金钱草通淋软坚，为治结石之要药；鸡内金善化瘀积；郁金属血分之气药，疏肝解郁，化瘀止痛。四逆汤为肝失调运，气郁致厥的证方，改为汤剂，与三金合用，以达疏泄解郁，通降清利，通少阳气机的目的，使枢机运转，郁开痛止。服药期间宜限制多食或禁食脂肪，以避免引起疼痛复发。

十一、急性黄疸型肝炎

急性黄疸型肝炎是急性肝炎的一个临床分型，根据急性肝炎患者有无黄疸表现及血清胆红素是否升高将急性肝炎分为急性黄疸型肝炎和急性无黄疸型肝炎。急性黄疸型肝炎根据临床表现可将其病程分为 3 期，即黄疸前期，黄疸期，恢复期，阶段性比较明显，总病程约 2~4 个月。属中医学"黄疸"的范畴，中医又将黄疸分为"阴黄"和"阳黄"，临床治疗应予以辨别。

【病案举例】

1. 邵氏[41]治疗病例，翟某，男，29 岁，农民。1976 年 2 月 4 日初诊。1975 年 10 月 9 日突发"心口痛"，恶心呕吐，1 周后全身发黄。西医诊断为"急性黄疸型肝炎"，1976 年 1 月 28 日查：肝功能、麝香草酚浊度试验正常，含丙转氨酶 425u／L，I（＋＋），P 6.3g／L，A 2.9g/L，G 3.4g／L，白蛋白/球蛋白 0.86：1，胆红质定量 171.0ummol/L，VOB 直接强阳性反应。超声波肝脏探查，肝绝对浊音上界 6 肋间，右腋前线第 7 肋间，厚度 9cm，肝在右锁骨中线肋弓下 2cm，在正中线剑突下 5cm；脾区情况，厚度 2cm；肝区波型，密集微小波。临床诊断为阻塞性黄疸型肝炎，患者要求中药治疗。就诊时，患者面目一身萎黄晦暗，状如烟熏，形寒畏冷，消瘦神疲，搀扶行走，少气懒言，脘腹胀满，恶心呕吐，纳呆食少，尿深黄如浓茶，大便稀溏，日 2~3 次，舌质淡紫，苔白稍厚，脉沉迟细。四诊合参，证属阴黄。治拟温补中阳，化湿利胆，活血疏肝。方用四逆汤加味：茵陈 18g，党参、附片、干姜、甘草、赤芍、柴胡、白术各 10g，蒲公英 25g，茯苓 20g，大黄 5g，每日 1 剂，水煎分 2 次服。二诊：黄疸稍退，精神转好，形寒减轻，口和思食，食后仍脘腹作胀，大便日 1~2 次，仍稀溏便，舌淡紫苔白，脉沉细。前方加麦芽 20g，藿香 8g，以健脾醒胃，共服 29 剂，黄疸全退，诸症若失。随访至今一直康健。

2. 邵氏[41]治疗病例，龙某，男，45 岁。初诊 1997 年 5 月 13 日。患者于 1997 年 1 月初始觉食欲不振，厌食油腻，肢软乏力，尿深黄。1 月 13 日某医院门诊肝功能检查：ALT260u/L，AST 241u/L，TB 220.7mmol/L，DB 140.2mmol/L，A/G 0.71：1，即以"急性黄疸型病毒性肝炎"收住院治疗。经护肝、退黄、降酶治疗 20 余天，病情无明显好转，后经用地塞米松、苯巴比妥、熊去氧胆酸等药治疗至 5 月初，仍效果不显，求诊于中医。现症：面色熏黑，目黄晦暗，形寒怕风，疲乏少力，纳少腹胀，尿深黄，大便溏，舌淡苔白滑，脉沉弦。证属阴黄，治宜温寒化湿、利胆退黄。方用人参四逆汤加味，党参、附片、干姜、白术、甘草、车前子各10g，茵陈、蒲公英、茯苓各20g，赤芍、麦芽各15g，每日1剂。服5剂后，精神转佳，形寒怕风减轻。宗前方稍事加减继服35剂，黄疸全退，诸症消失。1997年7月21日肝功能检查：血清总蛋白69.1g/L，A 39.1g/L，G 30.0g/L，TB 17.2mmol/L，DB 2.3mmol/L，A/G 1.30：1，AST 20u/L，ALT 18u/L，继以香砂六君子汤加味作丸调治1个月。1998年5月随访，一切正常。

　　按：阴黄之作，湿从寒化，脾阳不能化热，胆液为湿所阻，渍于脾，浸淫肌肉，溢于皮肤，色如熏黄。湿困脾，胆汁郁滞，迁延转变而成。人参四逆汤以补益脾胃，振奋中阳。配茯苓、麦芽、白术助脾和中，温化寒湿；大黄、茵陈、蒲公英为利湿退黄之要药，性虽苦寒，但配以干姜、附子大热之品，则制其性而存其用，以利湿退黄；"久病入络"，黄疸日久，气滞血瘀，面色晦暗，故用赤芍活血化瘀。诸药共奏温振脾阳，散寒利湿，活血退黄之效。

十二、慢性胆囊炎

　　慢性胆囊炎系胆囊慢性病变，大多数合并胆囊结石，少数为非胆石性慢性胆囊炎。其病因主要是细菌感染和胆固醇代谢失常。西医学认为本病多发生于胆石症的基础上，且常为急性胆囊炎的后遗症。反复发作性上腹部疼痛，多发生在右上腹或中上腹部，并向右肩胛下区放射。腹痛常发生于餐后，但亦可与饮食无关，疼痛常呈持续性。可伴有反射性恶心，少有呕吐及发热、黄疸等症状。可伴有反酸、嗳气等消化不良症状，并于进油腻食物后加重。在急性发作或结石嵌顿在胆管时可有急性胆囊炎或胆绞痛的典型症状。可归属于中医学"腹痛"范畴。

　　【临床应用】

　　张氏[42]采用附桂四逆汤治疗胁痛30例，痊愈12例，好转16例，有效2例，总有效率100%。

　　【病案举例】

　　张氏[42]治疗病例，王某某，男，42岁，干部，1998年2月6日初诊。自述胁痛、腹胀已3个月，有慢性胆囊炎史，自服消炎利胆片、胆通无效，每因情志或饮冷后加重，痛甚时服元胡止痛片有效。曾服某医院中药制剂胆囊Ⅰ号、胆囊Ⅱ号无效，又因方中有大黄，泻下多次，周身乏力，纳呆，面色姜黄，舌质淡，苔薄白，脉弦细。证属寒凝气滞，兼有气虚。治以温阳理气，佐以补气健胃。予以：附子6~20g，桂枝9g，柴胡、枳实、白芍各12g，甘草6g，党参12g，白术6g，干姜3g，药进 5 剂，自觉痛减，时有时无。效不更方，连进 10 剂，并嘱忌寒凉，诸症皆除。嘱服逍遥丸合附子理中丸以善其后，随访 1 年，未见复发。

按： 胁痛病因病机虽然复杂，但共同病机不外乎外因或内因所致气机不畅，"不通则痛"。因此，调畅气机乃治疗本病之关键。配合作用强之温通药，以温脏散寒。"气血者，得温则通之"，附子性大热，通十二经，桂枝调营卫之气，通阳化气，合附子奏温络通阳暖腑之效，配合四逆汤，具有温通络脉、暖脏腑、调理气机之效，使气机通达，再结合辨证加减用药或补气，或活血，或健脾，使之更合病机，致气机调畅、胁痛自除。

2. 王氏[39]治疗病例，李某，女，46 岁，反复性上腹部疼痛 5 年，呈持续性疼痛伴阵发性加重。时伴有恶心呕吐，经医院检查为：慢性胆囊炎。每次疼痛发作剧烈经西医常规的抗菌消炎、解痉止痛无效，需用杜冷丁注射才能缓解。2006 年 5 月，患者再次发作，疼痛难忍。经医院系统治疗并注射杜冷丁后，疼痛缓解，于 6 小时后疼痛再次出现，转求中医，查：表情痛苦，强迫仰卧位，辗转反侧，冷汗淋漓，恶寒身倦，手足不温，喜温喜按，苔薄白，脉细弱，随即处方四逆汤加芍药：熟附子 50g，干姜 30g，炙甘草 30g，芍药 50g，用水 1000mL 煎至 500mL，1 剂疼痛立减，诸证解除，后剂量稍减，连服 5 剂至今未复发。

按： 痛处喜温喜按并伴冷汗淋漓，手足不温系由中阳大虚，故用附子、干姜温中补阳，芍药伍炙甘草缓急止痛。四逆一方，乃回阳救逆主方，虽立方于少阴病，其治病证不独于少阴，凡太阳病脉沉与寒入三阴及一切阳虚证，皆可应用，不必定见腹痛下利，四肢厥逆，脉微欲绝等证始用之，一见是阳虚证，均可在分量轻重上斟酌。

十三、急性胆囊炎

急性胆囊炎的典型表现是进食油腻食物后，右上腹强烈绞痛，阵发性加重，常伴有右肩背部痛、恶心、呕吐、发热寒战等等，严重时还有全身黄疸。检查时右上腹部有压痛，常可以摸到肿大的胆囊。查血常规发现血液中白细胞明显升高，行胆囊超声检查常会发现胆囊增大，壁增厚，胆囊内结石。可归属于中医学"腹痛"范畴。

【病案举例】

陈氏[8]治疗病例，某女，右胁下剧痛 4 天。曾发热恶寒，有胁痛病史。诊见：神疲，形瘦，面黄，头痛，夜寐不安，大便 4 日未行，四肢清冷，体温偏低，虚里跃动。舌淡、苔黄腻，脉沉。西医诊断为急性胆囊炎。证属阴寒盛。治拟温阳壮神为主，酸甘辛苦疏泄为辅，茯苓四逆汤合乌梅丸（乌梅、细辛、干姜、黄连、附子、当归、黄柏、桂枝、人参、川椒）加减。药用：茯苓9g，党参9g，淡附子9g，干姜3g，炙甘草3g，川椒3g，桂枝3g，乌梅6g，黄连3g，白芍6g，服上药1剂后胁痛缓解，3剂后疼痛不作，脉转和缓，四肢已温，病情缓解。继用利胆通腑、清热化湿，健脾和胃法，调治10天而愈。

按：本案看似"急性炎症"，从大便未行，苔黄腻看，确有湿热滞留之象。但患者剧痛、肢冷、脉微、舌淡、虚里跃动，属本元不足，阳气已衰，阴寒内盛无疑，当务之急是温阳救逆，故用附子、干姜、川椒、桂枝温阳散寒，党参、茯苓益气壮神，乌梅、黄连通降泄热，白芍、甘草缓急止痛。阳气来复，疼已缓解，病情稳定，再图祛邪清利。

十四、急性胆囊炎伴胆绞痛

急性胆囊炎的典型表现是进食油腻食物后，右上腹强烈绞痛，阵发性加重，常伴有右肩背部痛、恶心、呕吐、发热寒战等，严重时还有全身黄疸。检查时右上腹部有压痛，常可以摸到肿大的胆囊。胆绞痛患者突然发病，出现右上腹部痛或上腹疼痛，轻重不一，重者疼痛难忍，痛得打滚，呻吟不止，面色苍白伴大汗，多为间歇性绞痛，也可为持续性痛，疼痛可向右肩或左上背部放射，常伴恶心和呕吐。属中医学"胁痛"范畴。胁痛是以一侧或两侧胁肋部疼痛为主要表现的病证。古又称胁肋痛、季肋痛或胁下痛。胁指侧胸部，为腋以下至第十二肋骨部的统称。胁痛是肝胆疾病中常见的症状，临床有许多病证都是依据胁痛来判断其为肝病或系与肝胆有关的疾病。

【病案举例】

张氏[3]治疗病例，张某，女，31岁。1983年7月26日入院。主诉：反复右上腹疼痛，呈阵发性加剧，呕吐胃内容物2天。现病史：该患者因2天前田间劳动，饮食不慎而过食酸冷，诱发右下腹疼痛，呈阵发绞痛，势如窜顶状，痛时难于忍受。并反射至腰背胀痛，伴呕吐胃内容物，时而为全黄胆汁，厌油腻之品，小便赤涩，大便溏泄黏滞，舌质淡，苔白腻而水滑，脉沉紧。西医以急性胆囊炎伴胆绞痛收入院。检查：痛苦面容，面色萎黄，双眼巩膜轻度黄染，精神疲惫，神志清楚，自汗淋漓湿沾衣裤，为急性病容貌。心律齐，90次/分，心肺（－），腹平坦，右上腹胃脘部及右侧胁缘下扪之疼痛，拒按，腰背部叩击痛。西医给予对症抗菌消炎治疗。其疗效不佳。转求中医：除上述症状外，脘腹满闷，呕逆，恶心呕吐，口渴思饮热水，喜热烫贴，畏寒就暖，舌质淡边紫暗，苔白腻而水滑，六脉沉紧。此乃胁痛之危急重症，因寒湿内盛有厥脱之危。治宜温经散寒，理气化湿。方剂：川附片50g，炮姜20g（开水先蒸4小时），柴胡、陈皮、香附、吴茱萸、台乌、栀子、大腹皮、炒枳壳、藿香、炒厚朴各15g，茵陈、甘草各10g。每日1剂昼夜频服。二诊：服上方1剂后自觉上腹部温暖舒适，并肠鸣音阵阵，伴腹中转矢气，疼痛逐渐减轻，继进1剂，即有更衣之意，入厕排泄溏稀黄绿色大便，且量多。再进4剂症状明显消失，疗效满意出院。

按： 本病例为中焦阳气虚弱，肝胆疏泄失调，脾胃运化失权，饮食不慎复感寒邪致寒凝气滞。寒湿互结，阻滞肝胆之脉络。故选用吴茱萸四逆汤，温中散寒，回阳救逆以温升条达肝胆之气。加柴胡、陈皮、香附、台乌舒达气机，解郁滞；加茵陈、栀子以退黄疸；加藿香、大腹皮化湿；加炒枳壳、炒厚朴调和脾胃之气机。通腑理气，而中阳得温，寒湿得散，肝胆升降条达，脾肾调和，腑气通则胁痛痊愈。

十五、呕吐

呕吐是胃内容物反入食管，经口吐出的一种反射动作。可分为三个阶段，即恶心、干呕和呕吐，但有些呕吐可无恶心或干呕的先兆。呕吐可将咽入胃内的有害物质吐出，是机体的一种防御反射，有一定的保护作用，但大多数并非由此引起，且频繁而剧烈地呕吐可引起脱水、电解质紊乱等并发症。呕吐一般分反射性、中枢性、前庭障碍性、神经官能性四大类。中医按病因可将呕吐分为：寒呕、热呕和寒热错杂呕等。临床上导致呕吐的原因也有很多，故临床治疗应加以辨别。

【病案举例】

1. 胡氏[43]治疗病例，康某，男，70岁，1993年6月4日初诊。患者因多发性胆囊结石并急性胆囊炎感染性休克，住院治疗好转。3天前出现呕吐频作，口唇溃疡疼痛，经五官科会诊，予呋喃西林湿敷，口服多种维生素等治疗，呕吐、口唇溃疡加重，邀中医会诊。诊见口吐涎水，口唇溃烂肿大，少气懒言，肢冷倦卧，小便清利，身微热，天气炎热仍着厚衣，下肢浮肿，舌淡胖、苔白滑，脉细弱。证属阳虚阴盛，阴阳格拒，治宜温中回阳，拟四逆汤加减。处方：熟附子15g（先煎），干姜10g，党参20g，白术、黄柏各9g，炙甘草12g，4剂，水煎服。复诊：呕吐止，口唇溃疡已愈合，欲食、肢温、下肢浮肿消退，小便正常，舌淡红、苔薄白，脉细缓。易理中汤加味善后。

按： 本例阴寒深入少阴，肾中阳气衰微，阴阳之气不相顺接，故见形寒肢冷；身有微热，乃阴盛阳衰，阳浮外越之象；频频呕吐，小便清利，少气懒言，下肢浮肿，舌淡胖，苔白滑，脉细弱，此不仅肾阳衰微，且心脾之阳气亦衰，乃阴寒独盛之危象。非大剂辛热不足以回阳救逆，故以四逆汤之附子大辛大热逐阴寒，壮阳气，回阳救逆；干姜温胃阳，温中止呕；炙甘草益气温中，缓和附子、干姜辛热之性；黄柏苦寒坚阴为反佐；加党参、白术益气津，复胃阳。诸药合用调整上下内外，回阳救逆。

第六节　脑血管疾病

一、震颤性麻痹

【病案举例】

陈氏[34]治疗病例，林某某，男，68岁，1998年11月16日初诊。16年前因胆石症先后2次行手术治疗，年初出现行走不稳，双上肢颤抖，血压160/90mmHg，咳嗽痰白，纳食不香，脉象滑大，伸舌抖动，苔薄白。经西医诊断为脑动脉硬化，震颤性麻痹。患者年事已高，素体虚衰，脾肾阳虚，肝风内动。治以益气温阳、补肝养阴。予以：石茯苓15g，西党参、全当归、生白芍、广地龙、枸杞子各10g，淡附片6g，炙甘草5g，干姜、淡全蝎各3g。3剂后，精神好转，震颤亦好转，行走仍不稳，上方去白芍、枸杞子，加桑枝、秦艽，3剂，精神尚好，行走已平稳，伸舌不抖动，双手仍有轻微抖动。续上方加鸡血藤30g，先后调治月余，病情稳定。

按：本例患者年事已高，加上行手术2次，气血亏损，精血内耗，肝藏血主筋，肾藏精主骨，天癸精血已竭则肝肾受损，不能营养肢体，故出现双手颤抖，行走不稳，伸舌抖动等证候，使用此方佐白芍、枸杞子，是益气，温阳，养阴平用，从而治愈本病例。

二、中风偏瘫

中风是一个中医学名词，偏瘫是中风最常见的表现之一，能够引起中风的常见原因也是引起中风偏瘫的常见原因。中风偏瘫是最常见的中风后遗症。它是指一侧肢体肌力减退、活动不利或完全不能活动。偏瘫病人常伴有同侧肢体的感觉障碍如冷热不知、疼痛不觉等。有时还可伴有同侧的视野缺损，表现为平视前方时看不到瘫痪侧的物品或来人，一定要将头转向瘫痪侧才能看到。

【病案举例】

张氏[27]治疗病例，某患者，60多岁，因中风瘫痪卧床已2年多，百药无效。诊见恶寒特甚，两胯以下冰冷，两膝以下如泡水中，舌苔白厚腻，脉沉细。综合其全身症状，判为阳虚阴寒湿盛。先以四逆汤加桂枝、白术，连服10剂，已能扶杖站立，行走几步，惟觉一身重痛，乃用麻黄附子细辛汤加温经散寒祛湿之品，复用白通、四逆汤加童便，以通达周身之阳。各服数剂，已能在室内行走，大小便可自理但仍一身畏寒，复以附子理中汤加肉桂，或加鹿茸粉，服至七八剂，诸症大减，全身转暖，饮食增多，可行走数百步。乃就原方减小剂量调理。

按： 郑钦安论治中风一症，最能体现其扶阳理念，他认为："凡得此疾，必其人内本先虚，一切外邪始能由外入内，一切内邪始能由内出外，闭塞脏腑经络气机，皆能令人死，不得概谓皆由外致也。予常见猝倒昏迷，口眼㖞斜，或半身软弱，或周身抽掣。众人皆作中风治之，专主祛风化痰不效。予经手专主先天真阳衰损，在此下手，兼看何部病情独现，用药即在此攸分。要知人之所以奉生而不死者，恃此先天一点真气耳。……治之但扶其真元，内外两邪皆能绝灭。是不治邪而实以治邪，未治风而实以祛风，握要之法也。若专主祛风化痰，每每酿成脱绝危候，何也？正虚而邪始生，舍其虚而逐其末，况一切祛风化痰之品，皆是耗散元气之物，未有不立增其病者。"本案正体现了郑钦安"治之但扶其真元，内外两邪皆能绝灭。是不治邪而实以治邪，未治风而实以祛风，握要之法也"的扶阳理念。

三、一过性脑缺血发作

一过性脑缺血发作，也称短暂性脑缺血发作或小中风。它是指在短时间内脑血流量减少引起的脑功能障碍，每次犯病的时间持续不久，通常是数秒钟、数分钟或数小时等，最长不超过24小时。往往因症状来得快，消失也快，恢复后不留任何后遗症而易被人忽视。实际上，一过性脑缺血发作症状虽轻，但后果严重，如不及时治疗，据统计，约有25%~40%患者，在5年内将产生严重的脑梗死，而威胁病人生命。因此，医学家们常常把它看成是脑血管病的先兆或危险信号。

【病案举例】

吕氏[16]治疗病例，郭某，男，46岁，干部，1995年9月12日初诊。45天来，无明显诱因，每日发作左侧上下肢无力，抬臂及行走困难，持续近12小时后方自行缓解。住入本院神经内科，测血压120/83mmHg，心率72次/分，发作时左侧肢体肌张力及肌力减弱，腱反射减弱，未引出病理反射，发作缓解后恢复正常，脑血流图示：双侧血管阻力增高，血电解质、脑电图、头颅CT、脑脊液检查均无异常。诊断为一过性脑缺血发作，曾用抗凝、扩血管药，及滋阴平肝，活血通络等中药，治疗月余，未能改善。经查舌质淡，有齿痕，舌苔薄白，脉沉细。询知素来畏寒肢冷，辨为脾肾阳虚，肝经寒滞，气郁血凝。治以温中散寒，暖肝熄风。方用四逆汤加味。方药：制附子12g（先煎），干姜15g，甘草9g，人参15g（另炖）。次日症状未发作，第3天仅发作2小时，附子增至15g，服药20剂，症状消失，痊愈出院。随访半年未复发。

按： 近年来，阳气虚所致内风证逐年增多。其阳气本虚，筋脉失于温煦濡养，故弛纵失用。阴寒内盛，筋脉拘急而不通，治宜温补阳气，暖肝熄风。以四逆汤温中散寒，回阳固本，伍益气药鼓舞气机。若见伤阴，可稍佐麦冬、知母。综此法治疗10余例顽固性脑缺血发作病人，均治愈。

四、缺血性脑卒中

缺血性脑卒中属西医学的缺血性脑血管病。中医学认为缺血性中风的发生是在气血内虚的基础上，遇劳倦内伤、恼怒等诱因，进而引起脏腑阴阳失调，气血逆乱，直冲犯脑，形成脑脉痹阻而发病。

【临床应用】

令氏[44]采用四逆汤对缺血性脑卒中的防治作用研究，239例脑梗死病人随机分为防治组120例、对照组119例，防治组在治疗1个月的显效率为80.0%，总有效率为98.3%，明显高于对照组的54.5%和74.7%（$P<0.01$）；1年内的再发率为5.83%，明显低于对照组的26.89%（$P<0.01$）。其治疗方法为：两组常规治疗相同，防治组在常规治疗的基础上加用四逆汤胶囊，每次4粒，每日3次。出院后继续服用，至少半年以上。

按： 该病以脾肾等脏器虚弱为本，瘀血痰浊阻滞为标，本虚标实，因虚致实。采用温补脾肾阳气为主的治法将振奋脾肾功能，有利于气血津液的生成和水津的代谢，血脉的正常运行与脏腑功能的协调，从而使因脏腑虚弱所致的继发性病理产物瘀血、痰浊得以逐渐清除。本研究用四逆汤治疗缺血性脑卒中正是针对这一病因病机而设的。

五、椎-基底动脉供血不足

椎-基底动脉供血不足是临床常见的缺血性脑血管病，多由椎-基底动脉粥样硬化所引起。当椎-基底动脉发生病变时，脑部血流不畅，供血不足，常出现眩晕等症状。本病属于中医学"眩晕"、"厥证"等范畴。其病机常与血虚血滞，夹痰上扰，气机受阻有关。

【临床应用】

令氏[45]采用四逆汤治疗椎－基底动脉供血不足的疗效观察中，120例椎－基底动脉供血不足病人进行对照研究。二组常规治疗方法相同，治疗组在常规治疗的基础上给予四逆汤胶囊4粒，3次/日，连续服用4周。治疗组60例病人中，54例（90%）症状完全缓解，2例（3.3%）明显缓解，3例（5%）轻度缓解，1例（1.7%）无效；对照组60例病人中15例（25%）完全缓解，18例（30%）明显缓解，25例（41.7%）轻度缓解，2例（3.3%）无效。四逆汤是治疗椎－基底动脉供血不足的有效药物。

按： 四逆汤有降低总胆固醇、甘油三酯、低密度脂蛋白、升高高密度脂蛋白的作用。四逆汤不仅能有效降低全血黏度和血浆黏度，还能显著降低纤维蛋白原、红细胞压积，抑制血小板的聚集，有利于脑部血液循环的改善。四逆汤降低血液黏度的机制可能与它能提高血清氧化氮浓度、降低血浆内皮素浓度有关。

六、病毒性脑炎后遗症

病毒性脑炎是由各种病毒引起的一组以精神和意识障碍为突出表现的中枢神经系统感染性疾病。该病病情轻重不等，轻者可自行缓解，危重者可导致后遗症或死亡。

【病案举例】

聂氏[46]治疗病例，肖某某，女，10岁，学生。1986年3月10日初诊。其母代诉：该女平素体弱，3月初因患膝关节疼，经针灸治疗渐愈。后不久渐觉心急如焚，阵阵发作。发作时口称心急，两手不断在胸前乱搔。患儿不吃、不喝、不寐，只喊心急难忍。双手不断搔胸，双脚不断蹬地。后经西医诊断为"病毒性脑炎后遗症"，服西药无效，患儿面色苍白，形寒神疲，额部湿润，触之是冷汗，脉沉细，舌淡白，虽手搔胸，喊心急，但有气无力，呻吟声微。辨证为少阴寒化兼气阴不足症。急需温中祛寒，益气养阴固脱。以四逆汤合生脉散化裁，处方：红参10g（另炖），制附片9g（先下），干姜6g，五味子10g，麦冬10g，炙甘草5g。服2剂症状减半，惟大便秘结不通，改上方减附子、干姜用量，去五味子加当归、大黄、枳实各5g，另以蜂蜜冲服为引，1剂服完，大便畅通，食欲大增，面色转红润，再以四君子汤善后。随访至今未复发。

按： 患儿平素体弱，元气不足，寒从内生，发病时两手搔胸，双脚蹬地，口喊心急，呈一派假热真寒症状。因服大量苦寒之剂，使阳更衰，气亦虚，促使阴寒内盛；气阴欲脱之危证铸成。投四逆汤合生脉散回阳救逆，益气固脱。方中麦冬虽甘寒，意取反佐，以防格拒不纳之势，从而对证中机，使该病很快治愈。则无推荡之力，冷积阻于肠胃，从而导致大便秘结不通，并非阳明腑实也，故原方减附子、干姜之量，去掉酸寒之五味子，另加大黄、枳实、当归，大黄攻下荡积，当归活血润肠，枳实利气以助导便。

第七节　循环系统疾病

一、风湿性心脏病

风湿性心脏病简称风心病，是指由于风湿热活动，累及心脏瓣膜而造成的心脏病变。表现为二尖瓣、三尖瓣、主动脉瓣中有一个或几个瓣膜狭窄和（或）关闭不全。中医学认为风湿性心脏病多属于"怔忡"、"喘证"、"水肿"、"心痹"等范畴。其病机主要是风寒湿邪内侵，久而化热或风湿热邪直犯，内舍于心，乃致心脉痹阻，血脉不畅，血行失度，心失所养，心神为之不安，表现心悸、怔忡，甚而阳气衰微不布，无以温煦气化，而四肢逆冷，面色㿠白，颧面暗红，唇舌青紫。水湿不化，内袭肺金，外则泛溢肌肤四肢或下走肠间，见到浮肿，咳嗽气短，胸闷脘腹痞胀，不能平卧等证。

【病案举例】

1. 陈氏[34]治疗病例，叶某某，女，40岁，农民，1989年7月16日初诊。患者有"风心病"病史15年，3天前因外出遭雨淋，全身尽湿，今全身浮肿，面色苍白，自汗肢冷，腹部胀大，胸闷心悸气急尿少，脉细弱，舌淡苔白腻。辨证：心阳虚衰，水气凌心。急投益气回阳救逆法，用茯苓四逆汤合生脉散加味：石茯苓、麦冬各15g，西党参20g，淡附片、广地龙、炙甘草、山茱萸各10g，五味子、干姜片、川桂枝各5g，三七粉3g（冲）。3剂后，厥逆已回，自汗止，四肢转温，水肿明显消退，心悸气急好转。前方去山茱萸，加怀牛膝15g，五加皮10g，共服15剂，肿尽退，腹水消，气急平，心悸亦愈。后续进补益心肾之剂5剂，以巩固治疗。

按：患者素有"风心病"，心阳衰微，不能温煦脾肾，致使水湿泛溢，浊阴内阻，水气上逆凌心，故见心悸、喘汗、肢冷、脉细弱，证属阳虚欲脱之象，方用茯苓四逆汤合生脉散加桂枝、山茱萸，益气敛汗、温阳救逆，广地龙、三七粉活血祛瘀、强心平喘，故阳回寒消，诸症悉除而获良效。

2. 叶氏[47]治疗病例，徐某某，男，30 岁。1989 年 3 月 8 日初诊。素患风湿性心脏病，今鼻衄不止，面浮足肿，按之凹陷，面色苍白，心悸胸闷，腹胀肢冷。舌质淡、苔薄白，脉细。证属心阳衰微，气不摄血。治当急以益气回阳救逆，佐以固摄止血。以茯苓四逆汤合生脉饮加味：茯苓、党参各 15g，麦冬、车前草、侧柏叶各 10g，淡附子 6g，五味子、怀牛膝各 9g，参三七粉（吞）、干姜、桂枝各 3g，艾叶、炙甘草各 5g。2 剂后，鼻衄明显减少，四肢渐温，心悸胸闷亦除。舌淡、苔白，脉沉细。前方即效，原方再进 5 剂。药后惟感乏力、头昏，余症均除，以上方去车前草、侧柏叶、五味子、参三七粉、艾叶，加五加皮 9g，巩固疗效。

按：本案乃系心阳衰微，不能温煦脾肾，以致气不能摄血，故鼻衄不止；心阳不足，虚阳欲脱，故见心悸胸闷、肢冷肢肿之候。用茯苓四逆汤合生脉饮以益气统摄、温阳救逆，参三七粉、艾叶、侧柏叶以活血止血，怀牛膝以引血下行，诸药同用，共奏奇效。

二、肺源性心脏病

肺源性心脏病（简称肺心病）主要是由于支气管 - 肺组织或肺动脉血管病变所致肺动脉高压引起的心脏病。根据起病缓急和病程长短，可分为急性和慢性两类。慢性肺源性心脏病，和"慢性肺源性心脏病"一样，是由肺组织、肺动脉血管或胸廓的慢性病变引起肺组织结构和功能的异常，造成肺血管阻力增加，肺动脉压力增高，使右心扩张、肥大，伴或不伴右心衰竭的心脏病。急性发作以冬春季多见，常因呼吸道感染而诱发肺、心功能不全。可归属于中医学"心痹"的范畴。

【病案举例】

叶氏[47]]治疗病例，陈某某，男，65 岁。1989 年 2 月 9 日初诊。患慢性支气管炎、肺气肿、肺源性心脏病已 10 余年，每受凉或遇天气变化即发。诊见：面色晦暗，唇及指甲紫绀，咳嗽少痰，喘促不能平卧，心悸，肢冷。舌质紫暗、苔白，脉伏。证属：阳虚阴盛，大有浊阴格阳于外之虞。急投茯苓四逆散加味：茯苓 12g，党参、紫石英（先煎）各 10g，淡附子 6g，炙甘草 5g，干姜、黑锡丹（吞）各 3g。2 剂后，面唇紫绀明显好转，咳嗽、喘急亦减。舌质紫暗，苔灰腻，脉沉细。此为脾肾阳虚未复，仍予前方，党参加至 15g，淡附子加至 9g。5 剂后，咳喘已平，肢体渐温，面色也渐转正常，原方去黑锡丹，调治半月后诸症缓解。

按：对本例患者脉症分析，当有喘脱之虞，故以茯苓四逆汤益气回阳救逆，黑锡丹、紫石英镇摄浮阳，以冀阳回阴复，浊阴自除，诸药同用，收桴鼓之效。

三、冠状动脉性心脏病

冠状动脉性心脏病简称冠心病，是一种最常见的心脏病，是指因冠状动脉狭窄、供血不足而引起的心肌功能障碍和（或）器质性病变，故又称缺血性心脏病。冠状动脉性心肺病是多种冠状动脉病的结果，但冠状动脉粥样硬化占冠状动脉性心脏病的绝大多数（95%～99%）。因此，习惯上把冠状动脉性心脏病视为冠状动脉粥样硬化性心脏病同义词。冠心病症状表现胸腔中央发生一种压榨性的疼痛，并可迁延至颈、颌、手臂、后背及胃部。冠状动脉性心脏病发作的其他可能症状有眩晕、气促、出汗、寒颤、恶心及昏厥。严重患者可能因为心力衰竭而死亡。当属中医学"胸痹"范畴。

【病案举例】

1. 叶氏[47]治疗病例，范某某，男，58 岁。1990 年 8 月 15 日初诊。诊见：面色萎黄少泽，胸闷胸痛，恶心肢冷，动即喘甚。舌淡红、苔白，脉沉细。经多家医院检查确诊为冠心病、心肌梗死、完全性右束枝传导阻滞。证属心气不足，胸阳痹阻，兼夹痰湿内阻。治当益气通阳，宣痹化痰。以茯苓四逆汤合瓜蒌薤白半夏汤治之：茯苓、党参、丹参、全瓜蒌各 15g，淡附子、炙甘草各 6g，干姜 3g，薤白、姜半夏各 9g，石菖蒲、郁金各 10g。2 剂后，胸痛恶心已除，胸闷亦减，喘息稍平，余症均有明显改善，上方加桂枝 5g，续服 5 剂，症状基本消失。

按：本例患者系心气不足，胸阳衰微，兼夹痰湿，痹阻胸中。故以茯苓四逆汤益气温经回阳，佐以瓜蒌薤白半夏汤通阳宣痹，加丹参、郁金以活血祛瘀。药后使阳气得充，气血运行得畅，痹痛自解。

2. 刘氏[48]治疗病例，傅某，男，56 岁。1993 年 9 月 11 日初诊。"冠心病"病史，中西医治疗数月疗效不显。刻下胸中苦闷，不时作痛，痛时左侧较重，有沉重感，阴天疼痛频繁，时出虚汗，形寒畏冷，四肢不温，脊背畏冷较重，过劳则心悸汗出，气短似喘，口淡乏味，纳谷不香，二便调畅。舌淡苔薄白，脉沉细。常规心电图示"TV3～V5低平"。辨证属少阴虚寒。遵《伤寒论》"少阴病，脉沉者，急温之，宜四逆汤"条治之。处方：甘草 6g，干姜 3g，炮附子 3g。以上 3 味，以文火久煎 2 遍，取汁 300mL，每日分 2 次温服。避寒就温，勿食寒凉。服药 3 剂，诸症减轻。续服 3 剂，述胸部已宽舒，疼痛已基本消失，四肢、脊背畏冷也减轻大半，活动用力仍感气短。诊其脉沉细不若前甚。上方加当归、人参各3g，连续服药半月，脉转冲和，气力增加，胸痛消失，复查心电图大致正常。

按：《医理真传》指出："附子是一团烈火也。凡人一身，全赖一团真火，真火欲绝，故病见纯阴。仲景深通造化之微，知附子之力能补先天欲绝之火种。……（干姜）荡尽阴邪，迎阳归舍，火种复兴，而性命立复，故曰回阳。甘草之甘，以缓其正气，缓者即伏之意也，真火复藏，命根永固，又得永生也。"本例所表现的一切证候属少阴病。少阴虚寒，心阳欲绝，治宗《伤寒论》"脉沉者，急温之"之意，以小剂量四逆汤助少阴君火徐徐升起，此即《内经》"少火生气"之意，阳气旺一分，阴气退一分，阳气大振，阴霾自散。若予大剂四逆汤，大肆猛进，势必犯"壮火食气"之戒。阳气既回，虑津液不与同化，变为无根龙雷之火，遂加当归、人参养血益气之品，缓缓调治。显而易见，经方用之得当，虽小其制，亦能取得良好效果。曾治陈姓"冠心病"患者，投瓜蒌薤白剂半月而未见进退，患者自谓虽易数治，"心中冷，甚则脊背冷"之征象始终未能缓解，苦不堪言。恍然悟及侯氏黑散方证"心中恶寒不足者"七字，亟投以四逆汤；然而"心主火，主血脉"复加当归、川芎活血补血，以疗"逆气里急"、"心腹诸节疼痛"。由于方证相符，虽四逆汤小其制而缓图之，亦收阳气回而阴血随之、气主煦而血亦濡之之效。

3. 程氏[6]治疗病例，患者，男，72岁，退休工作，1986年10月12日初诊。患者近10余年来时有心悸胸闷，近3年来伴有气促，动则心悸益甚，诊断为"冠心病"。5天前在无明显诱因下发现两下肢浮肿，伴有胸闷、心悸、气促、自汗、背寒、神倦，舌胖大色淡，苔薄白，脉沉结。心电图示：室性早搏，心肌供血不足。由于年事已高，家属拒绝住院治疗，遂投茯苓四逆汤加味：淡附子12g（先煎），党参20g，炙甘草8g，茯苓30g，干姜5g，瓜蒌皮10g，车前子12g（包），桂枝3g，2剂后，精神转振，气促渐消，浮肿渐退，尿清且长。续投原方3剂，浮肿消失，诸症均明显减轻，原方出入调理。

按：该患者年逾古稀，心肾阳虚，水饮内停，上犯清旷之区，下注肌肤，故心悸肢肿。方中重用茯苓利水伐邪；党参益气扶正；四逆汤温阳振衰；瓜蒌皮宽胸；桂枝通阳；车前子利尿，故取得满意效果。

4. 李氏[49]治疗病例，张某某，男，64岁，1973年7月18日就诊。自述患冠心病3年余，每遇劳累或精神不佳时，即有发作，经多家医院诊治，获效不佳，一周前又因劳累过度，致使旧病复发，经医院抢救而脱险。但胸闷自汗，心慌心跳不能抑制。症见形体高大肥胖，面色萎黄，胸胁满闷，心慌自汗，心前区彻痛，手脚逆冷，失眠烦躁，头晕目眩，纳差食少，便难溲淋，舌紫胖，苔腻白，脉结代。此心阳不振，脾肾两虚，痰湿内阻，气机不利。治宜调补脾肾，温阳化痰，疏通气机。投四逆汤加味。予以：熟附片 60g（先煎去沫），炙甘草 12g，干姜片 30g，紫丹参、炙黄芪各 20g，云茯苓 24g，服方 3 剂，心悸自汗，胸闷胁疼消失，余症皆轻。药中病所，前方加减续服，如此调服 2 周，诸证悉除。后每欲发作均给予四逆汤加味调治即愈。

按：此患者心阳不振，脾肾两虚，痰湿内阻，气机不利。治宜调补脾肾，温阳化痰，疏通气机。投四逆汤加味。

四、血栓闭塞性脉管炎

血栓闭塞性脉管炎是临床常见的外周血管疑难病，发生于中小动脉（同时累及静脉及神经）的慢性进行性节段性炎症性血管损害；病变累及血管全层，导致管腔狭窄、闭塞。又称伯格病。多发生于青壮年男性，多有重度嗜烟历史。典型的临床表现为间歇性跛行、休息痛及游走性血栓性静脉炎。该病主要侵犯肢体，尤其是下肢的中、小动脉及其伴行的静脉和皮肤浅静脉，受累血管呈现血管壁全层的非化脓性炎症，管腔内有血栓形成，管腔呈现进行性狭窄以至完全闭塞，引起肢体缺血而产生疼痛，严重者肢端可发生不易愈合的溃疡及坏疽。病因至今尚不清楚。可能导致永久性功能障碍或肢体丢失，甚至死亡。属中医学"脱疽"的范畴。

【临床应用】

许氏[50]共观察治疗 38 例，均为男性，年龄最大者 52 岁，最小者 21 岁；病程最短者 1 个月，最长者 13 年，平均病程 3 年 6 个月。患病肢体：左下肢者 5 例，右下肢者 6 例，双上肢者 1 例，双下肢者 20 例，四肢者 6 例。病变分期：局部缺血期（Ⅰ期）23 例，营养障碍期（Ⅱ期）10 例，坏死期（Ⅲ期）5 例。发病诱因：寒冷刺激诱发者 18 例，外伤者 8 例，原因不明者 2 例，有吸烟嗜好者 28 例。以加味茯苓四逆汤治之：炮附片、干姜、白芍、茯苓、生姜、党参、甘草、丹参、红花、水蛭、当归、黄芪。每日 1 剂，水煎取汁分 3 次口服。2 个月为 1 个疗程。38 例中，治愈 16 例，显著好转 8 例，有效 9 例，无效 5 例，总有效率为 86.84%。治疗时间最长者 271 天，最短者 59 天。

【病案举例】

1. 孙氏[51]治疗病例，张某某，男，54 岁。1991 年 12 月 14 日初诊。左下肢发凉、怕冷，跛行，肢体酸胀半年，曾外科就诊以"脱疽"

收住院。检查：左足皮温比右侧明显低，皮肤颜色苍白，肤阳脉搏动减弱，舌质淡，苔白润，脉弦紧。诊断：脱疽，寒湿型。治以温经散寒，回阳通脉。方用当归四逆汤加减：当归、泽兰、炙甘草、大枣、乳香、没药、芍药各15g，桂枝10g，细辛5g，黄芪、薏苡仁各50g。服10剂后，左足皮温明显转温，皮肤颜色转红润。上方加牛膝、鸡血藤各15g，再服17剂后，左足皮温正常，皮肤颜色正常，肤阳脉搏动有力，患者步行间距延长，病愈出院。

按：脱疽病位在血脉，因寒湿凝滞，致血滞，经络阻塞，表现皮温低，跛行肢体酸胀。当归四逆汤为《伤寒论》治疗血虚受寒，手足厥冷脉细欲脱者。此方具有破血栓、扩张血管、改善血液循环及微循环作用。方中细辛温经散寒；当归、桂枝、芍药温脉行滞；牛膝、乳香、没药、泽兰活血祛瘀通络；黄芪益气活血、行气止痛。此方诸药配伍温经散寒，回阳通脉，血运无阻，其疾乃愈。

2. 李氏[49]治疗病例，王某某，男，45岁，1972年10月27日初诊。自述患血栓闭塞性脉管炎2年余，先后就治于郑州、上海等医院，收效欠佳。症见：面色晦暗，肢体困乏，手足冰冷，足色苍白，趾甲增厚，毛发脱落，腓肠肌萎缩挛紧，行走跛行，饮食不佳，便溏溲淋，舌质紫、苔白腻，脉沉滑。检查：右足背动脉、踝动脉及左足背动脉消失；左踝动脉微弱。贝格试验，右脚（＋），左脚（±）。予以：熟附片90g（先煎），金银花、干姜片、炒薏苡仁各60g，酒当归、炙甘草、生黄芪、紫丹参各30g。服方8剂，诸症皆轻。药已中的，前方加减续服，如此调治3个月，诸症悉除，1年后追访良好。

按：血栓闭塞性脉管炎的发病原因至今尚未完全清楚。寒冷刺激、外伤、吸烟，仅是本病发生的诱因，禀赋不足则为发病之根本。正气不足，是导致脏腑功能失调，气血运行不畅，不能温煦肢体，使"寒气入经而稽迟，泣而不行，血脉挛急，郁久为瘀，气血不通，四末失荣，诸症丛生。"中医学"脱疽"指发生于足趾或手指处之疽。临床以足趾为多见。出自《刘涓子鬼遗方》卷四。因患病日久不愈可使趾落，故名脱疽，其病多因过食厚味，致使郁火毒邪蕴于脏腑，加之肾阴亏损，不能制火而发，或因外感寒湿毒邪，营卫不调，气血凝滞而成。《外科正宗》云："脱疽者，外腐而内坏也…其形骨枯筋纵，其秽异臭难辨，其命仙方难治。"此患者属肾阳不足，寒湿内侵，经络不畅，气滞血瘀。治宜温阳补肾，祛寒理湿，通经活络，活血化瘀，投四逆汤加味。

五、心绞痛

心绞痛中医学称之为"胸痹"或"心痛"，典型发作时，临床上出现"厥逆"的症状，发作缓解后患者又常出现怕冷、神疲乏力、倦怠欲寐等表现，与四逆汤的主证颇为相似。

【临床应用】

金氏[52]采用四逆汤防治冠心病心绞痛的临床应用，将辨证为阳虚或寒凝的63例冠心病心绞痛患者随机分为四逆汤治疗组（35例）和硝酸异山梨酯对照组（28例），比较两组在症状、心电图、心肌耗氧、心功能等方面的疗效。入选者随机分成四逆汤组（治疗组，35例）和硝酸异山梨酯组（对照组，28例）。两组间的年龄、性别、平均病程、心功能分级均无显著差异。治疗组口服四逆汤煎剂，熟附子10g，干姜6g，甘草4g，可根据个体不同而调整剂量，但剂量比为5∶3∶2；熟附片先煎20分钟，再加水至250mL，加入干姜、甘草同煎分2次口服，时间间隔为6～8小时，每日1剂；对照组口服硝酸异山梨酯10mg，每日3次；两组疗程均为2周。心绞痛发作时含服硝酸甘油，并计录其用量。结果：四逆汤在改善冠心病心绞痛临床症状、心电图、降低心绞痛发作频率、减少硝酸甘油用量等方面与硝酸异山梨酯相似，但在降低心肌耗氧、改善心功能方面，四逆汤较优。结论：四逆汤可用于冠心病心绞痛的防治，是阳虚寒凝型冠心病心绞痛的有效方药。

按：从中医病因病机来讲，心绞痛发生发展终致血液凝滞不通，不通则痛。"血得寒则凝，得温则行"，四逆汤具有回阳救逆，温经通脉，散寒止痛之功效，恰好切中冠心病心绞痛病机转变之枢纽。最根本的原因是各种内外因素作用于机体，最终导致冠状动脉的供血不足，亦即血液运行不畅。方中附子温阳逐寒，通行十二经脉；干姜温中散寒；炙甘草益气温中，缓和附子、干姜辛温燥烈之性，三药合用回阳救逆，通脉止痛，可用于冠心病心绞痛的治疗。四逆汤能够显著改善急性心肌缺血所导致的左心室舒张功能降低，单味附子则没有这种效果，且该方具有增加心肌供血和清除氧自由基，显著改善缺血心肌能量代谢的作用。

六、肠系膜动脉栓塞

肠系膜上动脉栓塞是由于栓子进入肠系膜上动脉造成阻塞所引起的疾病。肠系膜上动脉主干口径较大，与腹主动脉呈倾斜夹角，栓子易于进入，故临床上本病较多见，约占急性肠系膜血管缺血的40%～50%。栓子一般来自心脏的附壁血栓故多见于风心病、冠心病、感染性心内膜炎及近期心肌梗死患者。此外，栓子来自动脉粥样硬化斑块及偶见的细菌栓子，这些栓子自发或在导管检查时脱落。

【病案举例】

1. 史氏[53]治疗病例，女患，60岁，1987年2月15日初诊。于5天前睡眠中从床上摔到地上，并出现左侧肢体偏瘫，语言不清，西医诊断为风湿性心脏病、心房纤颤、脑栓塞。诊见：右侧腹部及右腰部持续疼痛，阵发性加剧，伴发热、呕吐、脓血样便及四肢逆冷。5年前发现风湿性心脏病，心房纤颤。体检：体温38.6℃，心率100次/分，血压94/60mmHg，高枕卧位，二尖瓣颜貌，唇甲稍绀，左鼻唇沟变浅，心界向两侧扩大，心律绝对不齐，心率115次/分，心前区可闻及舒张期隆隆样杂音。腹软，右侧腹压痛明显，反跳痛（－），肠鸣音减弱，下肢不肿，左上下肢肌力Ⅲ级，腱反射低下，左下肢病理反射巴宾斯基征、查多克征（＋），伸舌右偏，苔白腻质紫，脉沉细涩，参伍不调。血常规：白细胞11 500/mm³，中性分叶核粒细胞89%，淋巴细胞11%，尿化验：尿蛋白（＋），白细胞0~2/HP，脓血便，潜血（＋＋＋＋）。心电图：心房纤颤。超声心动图：符合风湿性心脏病，二尖瓣狭窄（重度），左房重度扩大，内见"云雾"状回声，为血液滞留现象，左室扩大，右室稍大，肺动脉高压。腹部B超：肝、胆、肾未见异常。颅脑CT扫描：右侧底节及外束区急性脑梗死（低密变区约3cm×4cm轻度水肿，右侧脑室受压移位）。诊断：风湿性心脏病，二尖瓣狭窄，心脏扩大，心功能Ⅲ级，心房纤颤，脑梗死，肠系膜动脉栓塞。中医辨证：真寒直中少阴，肠脉痹阻。取通脉四逆汤加味，温里逐寒，活血通脉。药用：附子15g，干姜15g，甘草10g，胆南星10g，细辛5g，当归30g。服药前，虽反复应用罂粟碱30mg，盐酸布桂嗪片肌内注射，疼痛仍不缓解，服中药后2小时疼痛缓解，恶心、呕吐渐止，服药2剂后腰痛消失，体温退至正常，肢冷发阻改善，呕止，可以进食，白腻苔稍退，质紫稍淡，脉沉细涩，但较前有力，仍参伍不调。效不更方，前方共进6剂。大便潜血（－），尿蛋白（＋）。以上治疗同时配合西医治疗，后以益气温阳，化痰消瘀善后。2周后言语清楚步行出院。

2. 史氏[53]治疗病例，女患，50岁，1988年2月5日突然左侧腹绞痛，阵发性加剧1天。伴四肢逆冷，烦躁不安，发热呕吐，呕出物为黄色水样液，反复以罂粟碱、胃复安肌内注射不能缓解。既往患风心病二尖瓣狭窄26年，心房纤颤4年。查体：体温39.5℃，心率98次/分，血压120/90mmHg，高枕卧位，二尖瓣颜貌，颈静脉轻度怒张，心界向二侧扩大，心律绝对不齐，心率104次/分，心前区可闻及舒张期隆隆样杂音，两肺清。腹软，肝肋下 2cm，质中，肠鸣音偏弱，苔白腻质紫，脉沉细涩，参伍不调。白细胞 143×10^9/L，中性分叶核粒细胞78%，淋巴细胞 20%，单核球 2%，红细胞沉降率 10mm/h。尿淀粉酶16u，血淀粉酶 16u。心电图：心房纤颤。超声心动图：二尖瓣狭窄，左房中度扩大，肺动脉高压。B 超：肝、胆、胰、脾、肾未见异常。诊断风湿性心脏病二尖瓣狭窄，心脏扩大，心功能 Ⅲ 级，心房纤颤，肠系膜动脉栓塞。中医辨证，真寒直中少阴，肠脉痹阻。治宜温里散寒，活血通脉，通脉四逆汤加味。药用：附子 15g，干姜 12g，甘草 10g，胆南星 12g，细辛 5g，当归 30g，川椒 12g。服药 1 剂腹痛缓解，呕吐渐止，四肢转温，体温降至 37.8℃，苔脉同前，原方加半夏 15g，煅龙牡各15g（先煎），2 剂。体温 37℃，痛、吐已止。白腻苔稍化，脉沉细涩，前方去细辛、川椒、胆南星、龙牡，加柴胡 10g，白芍 12g，枳实 10g，麦冬 12g，陈皮 10g，2 剂。2 月 10 日，体温 36.3℃，心率 87 次/分，血压 100/70mmHg，白细胞 5 400/mm^3，中性分叶核粒细胞 68%，淋巴细胞 32%，同时配合西医治疗。

按：肠系膜动脉栓塞起病急骤，死亡率之高，至今仍达 80%～90%。临床以暴发性肠绞痛、发热、呕吐、虚脱、便血为主要表现。中医辨证要点，与《伤寒论》317 条："少阴病……手足厥逆脉微欲绝，身反不寒，其人面色赤，或腹痛，或干呕……通脉四逆汤主之"，以及315 条："少阴病厥逆无脉，干呕烦者，白通加猪胆汁汤主之"所述一致。病机重心是寒痹，治疗取温阳逐寒，通脉开痹，虽患者发热，面色赤，血象增高，仍以姜、附、细辛等，是"热因热用"逆者从之之反治法也。

七、心悸

心悸指患者自觉心中悸动，甚至不能自主的一类症状。发生时，患者自觉心跳快而强，并伴有心前区不适感。属中医学"惊悸"和"怔忡"的范畴。本病证可见于多种疾病过程中，多与失眠、健忘、眩晕、耳鸣等并存，凡各种原因引起心脏搏动频率、节律发生异常，均可导致心悸。

【病案举例】

刘氏[9]治疗病例，李某，女，52 岁，1986 年 3 月 25 日初诊。患者 2 年前因劳累过度，出现心中动悸，惊惕不安，伴畏寒肢冷等症，曾用中西药治疗，效果不佳。症见心悸、神疲、气短、自汗、畏寒，腰以下有冷感，面白而少泽，唇舌色淡，苔薄白，六脉沉弱而缓。诊为：心悸。方药：茯苓 12g，红参（另煎）、炙甘草各 10g，制附片 30g（先煎），炮姜 6g，水煎服。连服 7 剂，心悸消失，畏寒肢冷减轻。续服上药去茯苓，又服 10 剂，诸症消失，唇舌转淡红，脉转缓和，病遂愈。

按：此患者证属肾阳虚兼心气不足。治以温肾阳，益心气。故投以茯苓四逆汤治之。

八、慢性心律失常

正常心律起源于窦房结，频率 60～100 次/分（成人），比较规则。窦房结冲动经正常房室传导系统顺序激动心房和心室，传导时间恒定（成人 0.12～1.21 秒）；冲动经束支及其分支以及浦肯野纤维到达心室肌的传导时间也恒定（<0.10 秒）。心律失常指心律起源部位、心搏频率与节律以及冲动传导等任一项异常。"心律紊乱"或"心律不齐"等词的含义偏重于表示节律的失常，心律失常既包括节律又包括频率的异常，更为确切和恰当。缓慢性心律失常是慢性心率失常的一个类型，是临床常见病，属中医学"心悸"、"怔忡"等范畴。

【临床应用】

朱氏[54] 采用四逆汤合生脉散治疗 37 例，37 例均为 2002～2005 年门诊患者，其中男性 20 例，女性 17 例；年龄 20～68 岁；病程最长 5年，最短 3 周。心律失常类型：窦性心动过缓 22 例，病态窦房结综合征 9 例，Ⅱ度房室传导阻滞 6 例；病因：病毒性心肌炎 26 例，冠心病 6例，风心病 5 例；从 24 小时动态心电图分析：夜间心率最低为 34 次/分，白天心率最高为 55 次/分。均未使用过其他中西药物。均用四逆汤合生脉散治疗。处方：制附子、干姜、五味子、炙甘草各 10g，红参 6g（另煎兑服），麦冬 15g。每日 1 剂，水煎分 2～3 次口服，连服 15 天。有效者连用 2 个月；无效者改用西药或安装起搏器。结果：显效 15 例，有效 19 例，无效 3 例，总有效率 91.89%。

按：其病机可归纳为阴阳气血不足，血脉运行无力，不能鼓动心脉，多责之为心肾阳虚，故而使用四逆汤合生脉散能取得一定疗效。从治疗的结果看，四逆汤合生脉散治疗缓慢性心律失常有进一步探讨的价值。

九、休克

休克是以急性循环衰竭为特征的一组综合征，属内科急症之一。根据其临床表现，可将其概括为中医学"厥证"、"脱证"的范畴。

【病案举例】

1. 李氏[55] 治疗病例，王某某，女，58 岁，1985 年因心悸胸闷在市医院确诊为冠心病高血压，平素有慢性咳嗽病史。本次发病在 7 天前，自觉心前区闷痛、气短，心中烦热欲饮冷，伴尿少。近 2 日心悸、胸闷、喘咳上气加重，神志时明时暗，精神萎靡，倦怠懒言，颜面、口唇紫暗，目暗睛迷，闭目不欲见人，两胫踝部轻度水肿按之有凹痕，喘促气息，语言低微，周身肌肤湿润有汗，肢冷不温，脉细弱。予以：红参 20g（单包），麦冬 30g，五味子 15g，制黑附片 25g，干姜 15g，炙甘草 15g，丹参 20g，嘱人参以文火另炖浓煎取汁，附子先煎 40 分钟，后下余药。继续用中药原方加减，调治 1 周，病愈出院。

按：此患者证属阴塞内盛，逼阳于外，阳气欲亡，津气大泄，元气欲脱，阴阳欲将离绝，为中医学厥脱之危候，势甚危笃。以大辛大热之附子、干姜回阳救逆，散寒；人参、附子回阳固脱，补欲脱之元气；人参、麦冬、五味子益气复脉，五味子并能收敛耗散之气阴；炙甘草温健中焦之气；复以丹参活血祛瘀而不伤正。据现代药理研究证明：生脉注射液有强心升压作用；四逆注射液经动物实验证明有强心升压改善微循环作用；丹参能使血流加快，增加红细胞的带氧能力，而有保护缺氧心肌的作用。在抢救本例休克病人中，两方合用加味，煎汤频服，病人血压较快地回升，并保持稳定。

2. 张氏[5]治疗病例，张某，女，40 岁。1978 年 12 月 6 日初诊。主诉：心悸气短，精神倦怠，神情淡漠，四肢厥冷，自汗淋漓 1 小时。既往素禀亏虚，15 日前又行人工流产手术。现病史：该患者近 2 日来因劳累过度，自觉心悸气短，胸中憋闷不适，精神倦怠，四肢厥逆，畏寒喜冷，头昏嗜卧，闭目不能言语近 1 小时。诊见语声低微，面色苍白，口唇爪甲青紫，舌质紫暗，苔白水滑，呼吸微弱，六脉沉细而结代，心率 40 次/分，血压 80/60mmHg。证属心肾阳虚，治宜回阳救逆、温扶心肾、收涩固脱，佐以补气活血通心脉。方剂：川附片 50g，炮姜 20g（另包）以高压锅开水煨熟至不麻舌为度，吉林红参 50g，桂心 12g，肉桂、炒白芍、枣仁、石菖蒲、五味子、紫丹参各 15g，龙骨、煅牡蛎各 25g，灯心草 10g。兑水煮沸 30 分钟后昼夜频服，忌生冷之品。二诊：服上方 4 次后病势大有转机，神志转清，精神转佳，语言清楚，自汗淋漓已消失，心悸胸中憋闷仍时有出现。舌质淡红，苔润滑，脉细而有力。心率 68 次/分，血压回升至 100/60mmHg，药物有效不更方，续进 2 剂，诸症悉平。

按：本例厥证患者素禀亏虚，加之 15 日前又行人工流产术，冲任受伤，气血亏虚，肝肾两亏，命门大衰，酿成一派纯阴无阳，阴霾弥布之证，论治当以四逆汤加上肉桂，大辛大热之品，温经散寒回阳救逆，破阴霾迎阳归寓所；加人参大补元气；桂枝强心阳通心气；白芍敛阴而调和心营；煅龙牡、五味子收敛浮游之虚阳而纳气归肾，收敛汗液；石菖蒲、灯心草开心窍而交通心肾；枣仁安神定志；炙甘草补益中气；紫丹参活血行瘀而通心脉。诸药合用使阳气复，阴邪散，心肾交泰，气血调和而疗效满意。

十、心动过缓

心动过缓是指每分钟心率低于60次，常为心脏疾患之体征，主脉为迟脉，中医在病机上有虚实之分，实证多为痰饮上犯，心阳痹阻，阴邪窃居阳位，影响气血运行，治宜通阳泄浊宣痹；虚证乃元气虚损，心阳不振，阳微不运，而以阳气虚为主，治以温阳益气。

【临床应用】

马氏[56]采用通脉四逆汤治疗心动过缓36例，其中男性20例，女性16例；年龄18～56岁，平均48岁；病程2～20年，平均6.5年。均有心悸，气短，胸闷，形寒肢冷，舌质淡暗或胸闷阵痛，气室闷阻，呻吟或喜太息，舌质紫暗，脉迟涩，或脉结代等症。其中，窦性心动过缓6例，心房纤颤（缓慢型）4例，病态窦房结综合征12例，高心病6例，高脂血症3例，冠心病7例。以活血化瘀，温阳通络为治则。基本方：细辛10g，桂枝12g，当归20g，赤芍15g，甘草10g，木通15g，大枣12g。加减化裁：畏寒肢冷，腰膝酸软，严重者出现昏厥，可加附子、黄芪、党参；心动过缓而沉重艰涩感，胸中室闷，脉沉缓，苔浊腻者加陈皮、半夏、远志、石菖蒲、郁金等涤痰。治疗后临床症状有所改善，其中显效19例（52.78%），有效16例（44.44%），无效1例（2.78%），总有效率为97.22%。心电图显效17例（47.22%），有效17例（47.22%），无效2例（5.56%），总有效率为94.44%。

按：心动过缓一症，病机多端，有痰浊阻滞、瘀血内蕴之实证，又有气虚阳衰、阳亏血少之虚证，但临床多以虚寒出现，且实证日久多转为虚，故治疗上以温复心阳为主，以通脉四逆汤为主方，根据临床不同证型可佐以活血通络、蠲痰化浊、温肾助阳之品，灵活加减，可取显效。

十一、顽固性低血压

低血压是指体循环动脉压力低于正常的状态。一般认为成年人肢动脉血压低于90/60 mmHg即为低血压。顽固性低血压属中医学"厥证"、"脱证"的范畴，为阴阳气血严重消耗的体现，故中医治疗以回阳救逆，益气固脱为主。一般认为与心、肾等重要脏器的损害有关。

【病案举例】

1. 姜氏[57]治疗病例，李某，女性，52岁，自服降压药约90片、安眠药40片已8小时，于2009年5月9日由急诊收入院。家属述：患者于入院前8小时与家人争吵后自服降压药（复方利血平片约90片）、安眠药（梦乡片12片，睡眠卫士36片），家人发现其晕倒在地，当时意识尚清，未予重视，1小时后病情加重，来院诊，当时予催吐、静脉输液706代血浆。症见：呈嗜睡状态，呼之能应，尚能言语，能简单交流，随后又再入睡。查体：体温36.1℃，心率76次/分，吸呼19次/分，血压74/43mmHg，双侧瞳孔等大等圆，对光反射正常存在，听诊双肺呼吸音粗，未闻及干湿性啰音，律齐，心音低，剑突下有压痛。四肢肌力Ⅲ级。舌淡红，苔薄白，脉沉弱。中医诊断：中毒——药毒，药邪内侵。西医诊断：急性降压药中毒，急性安眠药中毒，癔病，心脏神经官能症，甲状腺瘤切除术后。治疗给予补液、低分子右旋糖酐、纳洛酮、奥美拉唑、维生素支持及抗生素等对症治疗。同时予以多巴胺60mg、间羟胺20mg静脉滴注升压，滴速20滴/分，观察10分钟后调至30滴/分。但患者血压上升不理想，多巴胺、间羟胺剂量分别加至120mg、60mg，加参附辅助治疗，禁食，多饮水，持续心电监护、吸氧。升压药维持48小时后，为免升压药依赖，予以四逆汤加味辅助升压。组方：人参20g（另煎），制附子12g（先煎），干姜10g，细辛3g，肉桂6g，麻黄3g，砂仁10g（后下），炙甘草10g，水煎服，每日1剂，连用6天。同时减多巴胺、间羟胺剂量和滴速，予多巴胺20mg、间羟胺20mg升压，滴速由10滴/分逐渐减量至6滴/分最后降至4滴/分，至第6日停输多巴胺、间羟胺，继续服用中药汤剂以及其他药物对症支持治疗。持续观察血压2天，在正常范围，至第10日痊愈出院。

2. 姜氏[57]治疗病例，赵某，男性，78岁，因"被家属发现意识不清1天"于2008年8月9日收住院。症见：意识不清，呼叫能睁眼，交流不能，下肢尚能活动，家属发现周围有数片地西泮药物，呕吐2次，为胃内黏液；患者平素血压偏低。急查颅脑CT示双侧腔隙性脑梗死、脑萎缩。查体：体温36.5℃，心率80次/分，呼吸18次/分，血压80/50mmHg，昏睡状态，双侧瞳孔等大等圆，对光反射存在，脑膜刺激征（-）；双肺听诊呼吸音粗，可闻及鼾音；心率80次/分，律齐，各瓣膜听诊区未闻及病理性杂音；四肢瘫软，双上肢肌力约0级，右下肢肌力约Ⅱ级，左下肢肌力约Ⅰ级，病理反射巴宾斯基征（+），右侧显著，脉沉弱。中医诊断：中风，中脏腑，气血亏虚证。西医诊断：意识不清原因待查、脑干梗死、感染性休克、药物中毒、直肠癌腹壁造瘘术后。经对症治疗后，2008 年 8 月 12 日血压持续下降为 70/40mmHg 左右，伴咳嗽、咯痰、发热，体温 39.5℃，呼吸困难，双肺闻及湿性啰音，给予多巴胺 60mg、间羟胺 20mg 升血压，经会诊后考虑"肺炎、慢性阻塞性肺病、Ⅱ型呼衰、肺性脑病"。急查：大便常规：隐血（＋＋），考虑胃黏膜应激性出血引起低血容量性休克。先后给予低分子右旋糖酐补充血容量，头孢哌酮舒巴坦抗炎，脑蛋白水解物营养脑细胞，氨基酸补充能量、化痰、扶正、止血、促醒、保护胃黏膜、补钾，予升压药多巴胺 80mg、间羟胺 40mg，24 小时维持，血压在 100～50/70～30mmHg 之间，但随后出现四肢冰凉、呼吸微弱、心率减慢等体征，为了维持生命，升压药连续使用 20 天，在 2008 年 8 月 31 日经辨证予以中药汤剂（四逆汤加味）鼻饲辅助升高血压治疗，并减少多巴胺、间羟胺升压药物剂量和滴速。组方一：人参 20g（另煎），制附子 12g（先煎），干姜 15g，细辛 3g，肉桂 6g，炙甘草 10g，3 剂，每日 1 剂，每次 150mL，鼻饲，每日 3 次。服中药期间，减少多巴胺至 60mg、间羟胺至 30mg，第 1～3 日滴速依次减为 10 滴/分、8 滴/分、4 滴/分，血压维持在 125～95/90～65mmHg 之间，于第 2 日下午停输多巴胺、间羟胺，持续观察 4 小时，测血压为 95～80/70～50mmHg 之间，未出现四肢冰凉、脉搏微弱等体征，心率由第 1 日的 48 次/分升至 70 次/分，密切观察后撤掉升压药物。组方二：人参 20g（另煎），制附子 12g（另煎），干姜 15g，细辛 3g，肉桂 6g，麻黄 6g，砂仁 10g（后下），焦三仙各 15g，炙甘草 10g，第 4～6 日喂服本方维持治疗，用法同上。液体以低分子右旋糖酐、脑蛋白水解物、生脉针维持，经治疗后，患者神志逐渐转清，声音低微，四肢较前温和，已能言语，进食流质饮食，能与他人交流，大小便自解，至第 28 日，病情好转后出院。

按：两病案采用四逆汤加人参汤和麻黄附子细辛汤组合而成，方中附子能通行十二经脉，迅达内外以温阳逐寒；人参补中益气生津；干姜、桂枝温中通阳；附子、干姜等相配温阳散寒力胜；麻黄、细辛驱散寒邪；砂仁温中行气和胃；甘草益气补中，诸药合用，对心、肾、脾阳气虚衰、阴寒内盛之证效专力宏。此外，通过多年临床观察，四逆汤加味具有明显的升压效果，具有增强机体对升压药物的反应、颉颃升压药依赖、稳定血压的作用。

十二、心肌病

心肌病是一组由于心脏下部分腔室的结构改变和心肌壁功能受损所导致心脏功能进行性障碍的病变。其临床表现为心脏扩大、心律失常、栓塞及心力衰竭等。病因一般与病毒感染、自身免疫反应、遗传、药物中毒和代谢异常等有关。按病理可分为扩张型心肌病、肥厚型心肌病和限制型心肌病等。中医辨证分型为：心气虚弱证，气阴两虚证，气阳两虚证。可归属于中医学"心悸"范畴。

【病案举例】

程氏[6]治疗病例，黄某某，女，32岁，1986年3月10日初诊。心悸胸闷，气急气短，动则汗出，肢体浮肿，纳食甚少。起病已有3年，逐渐加重，多处诊断均为"心肌病"。诊见：形寒蜷卧，烦躁不安，极度疲倦，目光晦暗，舌质淡红，苔白腻，脉细弱无力。投茯苓四逆汤加减：茯苓30g，人参4g（调冲），干姜5g，淡附子10g（先煎），炙甘草5g，麦冬10g，五味子6g，车前子15g（包煎），防己10g。服药2剂后，气急减轻，烦躁稍安，尿量增多，续投原方3剂后，浮肿减轻，诸症逐渐改善。守原方出入共达15剂，病情缓解。

按：患者年龄虽轻，然病史已3年，心肾阳虚突出，阴阳两亏，水湿泛滥，病情错杂。故以茯苓四逆汤振阳益气、利水伐邪；合生脉饮益气养阴敛汗；加车前子通利消肿；防己强心利尿而获效。

十三、高血压

高血压病是指在静息状态下动脉收缩压和（或）舒张压增高（≥140/90mmHg），常伴有脂肪和糖代谢紊乱以及心、脑、肾和视网膜等器官功能性或器质性改变，以器官重塑为特征的全身性疾病。中医学采用"引血下行法"及"养肾调肝法"治疗高血压。

【病案举例】

1. 李氏[31]治疗病例，张某某，男，60岁，1979年初诊。患高血压病已8年之久，近日来头晕较甚。诊见，头晕如乘船，呕恶频作，行如踩于海棉站立不稳，面色晦暗无华，纳呆精神疲惫，膝胫浮肿，心烦易怒，彻夜不寐，口不渴，四肢常冰，汗出如油，时值长夏常着棉衣，大便稀薄每日2~3次，血压200/120mmHg，诊脉沉弦无力，舌质青苔薄白，观其脉证，实属下元虚损，中州失于温运，以致阴盛格阳浮扰清空，上盛下虚之候，宜温补肾阳健运中州，收纳元阳以归宅，处方：茯苓15g，党参10g，附子6g（先煎），干姜12g，炙甘草10g，土炒白术15g，沉香8g（后下），葛根、牛膝各10g，生白芍12g，灶心土30g。患者服上方5剂，病情好转，后又对其上方加减，患者诸证消失。

按：方中用茯苓泄浊阴而通清阳；姜附回阳温补肾命之火；炙甘草、白术、党参和中健脾，助运枢之力以举清气；沉香干旋气机兼纳肾以降浊邪；牛膝益肝肾而引血下行；葛根升动阳气，旺盛血行；白芍平肝敛阴且防姜附辛温热化之弊；灶心土借土气以补中州有同气相求之妙，诸药相伍，以温阳化气，散寒蠲饮，阴阳共济，交通上下，综合治理，从而达到降压与自稳调节的目的。

2. 刘某某，女，55岁。患高血压病10余年，经某医投滋潜清降药反剧。初诊：面容憔悴，精神萎靡，步态蹒跚，面颧赤红，彻夜难寐，口干不渴，身着棉衣大汗淋漓，四肢逆冷。脉沉细欲绝，舌淡苔薄白，血压180/110mmHg。此属阴盛格阳，拟四逆汤加味为治，药用熟附子9g，干姜6g，炙甘草6g，党参12g，龙骨15g，1剂。病情危笃，嘱翌日复诊。二诊：手足已温，精神转佳，大汗已收，血压170/100mmHg，仍心烦难寐。试投已效，上方加黄连3g进3剂。三诊：诸证悉失，渐能入睡，血压140/90mmHg。继服二仙汤（仙茅、淫羊藿、黄柏、知母、当归、巴戟天）15剂以善后。病者于今春偶患外感就诊，自述4年来病情稳定，测血压130/90mmHg。

按：此系阴盛于下，阳格于上，阴极似阳，真寒假热，故立回阳救逆之法，在四逆汤的基础上，加龙骨镇潜浮阳，用党参以固元气。复诊见心烦难寐，心烦是阳和渐回，难寐乃上下不交。少阴为枢，肾秉水火，故少佐黄连济阴和阳，交通上下。于是阴阳和，水火济，取效速。

3. 张氏[12]治疗病例，何某，男，43岁。1975年11月初诊。患高血压已8年，收缩压可达200mmHg以上，中西医治疗无效。头晕眼花，脑响耳鸣，心悸多梦，昏眩欲仆。脉沉濡，舌质淡，苔白腻。患者幼年时无论阴雨天或烈日下，都在湿地上睡觉，近年来，经常关节有酸痛感。根据脉象和病情推知，高血压是病之标，风湿是病之本。故应以祛风邪，逐寒湿为主，补气活血为辅。患者共有两诊，服药40多剂，疗程6个多月，摘录其中2个处方如下：12月1日处方：肉桂10g，川附片60g，茯苓20g，煅赭石25g，珍珠母30g，砂仁10g，益智仁20g，细辛6g，大枣9枚，炙甘草15g。2月28日处方：盐附子250g，炮川乌60g，干姜150g，茯苓50g，党参100g，肉桂20g，益智仁30g，荜茇30g，黄芪30g，大枣60g，炙甘草50g。

按：此病例在开始治疗的第1个月，还有些效果，后来2个月的治疗过程中，药力剂量逐步加大，但效果却停滞不前，此乃患者病程长，寒湿凝滞太甚之故。后于2月28日处方中，采用大剂量的盐附子和炮川乌，才能荡涤经络血管之浊瘀湿寒，使经络得温暖，肾阳得康复，肝木条达疏畅，就得阳生阴长。患者服药后，第2天早晨起床并无异状，中午感觉一股暖流从后背脊柱流向颈椎，直冲头顶。患者慢慢躺到床上，安安稳稳睡了一觉。起床后，好似换了一副头脑，头部空前清爽，眼睛清亮精神好。第3日清晨，腹内大动，排了一次咖啡色稀溏大便。尔后，继续服药2个月，疾病若失，健康胜于往昔。

十四、肺心病合并心功能衰竭

慢性肺源性心脏病合并心功能衰竭简称肺心病心衰，是肺系慢性疾病反复发作导致肺脾心肾诸阳皆虚，水湿停蓄，上凌心。临床可见由于肺、胸廓或肺动脉血管慢性病变所致的肺循环阻力增加、肺动脉高压、进而使右心肥厚、扩大，甚至发生右心衰竭的心脏病。属中医学"肺胀"范畴。

【临床应用】

孙氏[58]采用中西医结合治疗肺心病合并心功能衰竭60例，治疗组在西医常规对症治疗基础上，加服茯苓四逆汤，对照组仅予西医常规治疗。10天为1疗程。结果：治疗组显效27例，有效29例，无效4例，总有效率为93.3%。对照组显效19例，有效26例，无效15例，总有效率为75.0%。两组综合疗效比较，有明显差异（$P < 0.05$）。结论：茯苓四逆汤中西医结合治疗肺心病心衰优于西医常规治疗。

【病案举例】

冯某某，女，63岁，1998年12月7日初诊。多年患阻塞性肺气肿、肺心病，因肺心病伴发心衰，在某医院家庭病房诊治，药用呋塞米、氨茶碱、盘尼西林等，效果不显，仍然胸闷、气喘、浮肿、心悸、心烦、发热汗出，终日端坐，靠吸氧度日，日夜不能寐。症见：全身浮肿，下肢尤甚，按之有深深凹陷，四肢冰凉，吸氧，端坐床上，张口抬肩，不能平卧，自觉胸闷气紧、胸中有灼热感，时时想喝冰水，神情疲惫，心烦发热，吃饭、喝水、动则大汗淋漓，痰声流流，大便稀溏，头晕，阵阵出现躁扰不宁，唇、指、舌质均紫暗，脉沉微似无。辨治：肾阳虚衰，阳不化气，导致水湿停滞，水寒之邪凝盛，更进一步阻遏阳气运行，致气滞，血瘀，痰阻，阴更盛，阳更衰，导致阴盛格阳、虚阳欲脱之真寒假热证。治以急温肾阳，利水平喘纳气。以通脉四逆汤加味：红参20g，制附片30g（先煎），肉桂10g，干姜20g，炙甘草30g，山茱萸30g，丹参30g，木防己30g，葱白9根（后下）。二诊：诸症未减，反而更加严重，下利更甚，不欲饮食。细细询之，方知昨日药熬好之后，患者乘热饮之，即服即吐，又极想吃冷食。其丈夫见其发热、喜冷，便让服维C银翘片及白石冲剂（内含生石膏）后未吐，自觉舒服。但是，时隔不久，病人则出现下利更厉害，腹痛、心慌更甚，食欲全无，舌上泛起厚白苔，诸症更见严重。如此方知昨日辨证处方并无差错，是因服药格拒不纳。于是，采用"反佐"之法，原药不变，加重干姜25g，将药汁在户外冷却后，让病人少少入口，慢慢咽下。果然，病人未见呕吐，亦未有不适反应。三诊：病人药后，小便大量增多，下利渐止，浮肿减轻，汗减少，面色转青白，心烦缓和，但胸闷、气紧、喘促仍严重，白苔稍减，脉沉微弱，治以温补肾阳，活血行气，化痰平喘。方用四逆汤合三拗汤加味：红参15g，制附片20g，干姜15g，炙甘草20g，炙麻黄10g，杏仁15g，丹参30g，泽泻20g，茯苓30g，再进3剂，分3天服完。四诊：浮肿已退，诸症进一步缓解，考虑此人肺脾肾三脏长期亏虚，并非几日可收全功，于是在上方基础上，配合白术、半夏、鹿茸、蛤蚧、柏子仁、紫菀、款冬花、苏子之类药，随症加减，调补月余。

按：本病案新病在肺，病久及肾，肾阳虚衰，阴寒内盛，阳不化气，水气不行，故浮肿、肢冷；肺病及心，心阳不振，肺气不宣，肾不纳气，故见胸闷、气紧、喘促、心悸；动则大汗淋漓，痰气上涌，是阳气不能摄纳津液之象；虚阳被盛阴格拒于外，于是出现面红、发热、心烦、灼热、喜冷等真寒假热之状；舌质紫暗，提示气滞血瘀；脉沉微似无，是肾阳大虚，阳微欲绝的本质体现。选用通脉四逆汤回阳救逆，是治疗本证关键，配以人参增加强心温阳的作用，心气强健则肺气可通；配山茱萸酸收可以敛收浮阳；配肉桂可使浮之虚热，引火归源；木防己利尿，去除水湿之阻碍，加强温通阳气的作用；葱白辛通，可以交通上下格拒之气。本案的另一个特点是：假热上浮，拒药不纳，出现服药呕吐的现象。于复诊中，将汤药冷服，仿"反佐"之意取效。

第八节　神经系统疾病

一、精神分裂

精神分裂症属中医学"癫痫"范畴，癫痫是以发作性精神异常为特征的一种疾病。其症状表现种类繁多，病情缠绵，易反复发作。抗癫痫西药虽可控制症状，但须长久服用，一旦停药即复发。中医学多认为其病位在脑，与痰、瘀、风、气、火、食、惊等有关。病机多责之于肝风、风痰，"无痰不作痫"，"诸风掉眩，皆属于肝"。认为是肝阳暴张，上扰清窍而致木动风摇，使抽搐频作。临床治疗多宗平肝熄风，用苦寒清热重镇之品，但只能取效一时，药过之后多旧疾仍发，预后多不理想。其病机正如《临证指南医案》所言："狂由人惊人恐，病在肝胆胃经，三阳并而上升，故火炽则痰涌，心窍为之闭塞。"阴阳失调乃其主要病机。《难经》云："重阴者癫，重阳者狂，概其要也。"狂证属痰热内扰者临床最为常见，然狂证日久，缠绵不愈，正气渐衰，往往形成阳虚万损之癫证。此外中医学也有将"癫痫"分开而论，即有"癫证"和"痫证"之分。

【病案举例】

1. 李氏[59]治疗病例，王某，女，14岁，学生，1999年2月18日初诊。患者自1991年以来经常性突然昏倒，不省人事，数日1次。曾在市某医院经脑电图等检查诊断为"癫痫"。长期服用卡马西平、苯妥英钠等西药治疗，但症情控制不理想。近半年来患者病情加重，约每周发作2~3次，有时甚至1日2次。发作时口中发出一声尖叫，突然意识丧失摔倒在地，人事不省，头向后仰，两目上吊，口角流涎，面色苍白，手足抽搐强直，喉中痰鸣，持续约1~2分钟，醒后自觉神疲乏力、头痛头昏。患者形体发育尚可（月经至今未来），平日沉默寡言，精神萎顿，面色苍白少华，畏寒，四肢逆冷，腰酸乏力，夜卧多梦易醒，稍微过食生冷油腻则大便溏泻，平日白稀痰较多，时有恶心，舌淡胖边有齿痕，苔薄白，脉沉细。辨证为脾肾阳虚，痰涎作祟，治宜温阳化痰，方用四逆汤加味。处方：熟附片30g（先煎），干姜15g，甘草12g，桂枝16g，芍药12g，胆南星12g，白僵蚕12g，全蝎3g，地龙12g，白术12g，茯苓12g，石菖蒲10g，生姜6g。每日1剂，水煎服。连服14剂，在第8天时小发作1次，约持续10秒即醒。守方再续服10剂，西药渐次减量，不可骤停。服药期间症情稳定，睡眠时间延长，质量提高。又服2个月后改为2日1剂，3个月后改为3日1剂，服半年后病情稳定未再复发而停汤剂。患者此后一直服用肾气丸和二陈丸。

按：痫证之本在肾，肝风、风痰之证为其标。此患者为先人真阳不足之典型（后追问其母怀孕时体质虚弱），不能以传统的平肝熄风化痰之剂治疗，而应培补先人真阳，温阳化痰为治则。清末伤寒名家郑钦安《医理真传》云："癫痫二证，缘由先人真阳不运，寒痰阻塞也。按人身立命，无非一口真气，真气一足，万窍流通，一切阴邪，无从发起。真气一衰，寒湿痰邪顿生，阳虚为痰所扰，则神志不清，顽痰流入心宫，则痫呆并起。"四逆汤回阳救逆、培补先人真阳第一方，世人多畏而不敢用，岂知痰为阴邪，火旺则阴邪自消，此患者阳虚寒痰之证明确，故用之效如桴鼓。

2. 李氏[60]治疗病例，仲某，男，29岁，工人，1998年2月28日初诊。患者1988年春因与同事打架受领导批评处分，之后情绪低落，总疑心别人在背后说其坏话,有时甚至半夜起来谛听,常常不能很好入眠,逐步出现精神异常。同年冬病情加重,不能继续工作,至市精神病医院诊断为"精神分裂症",后长期服用氯丙嗪、氯氮平、地西泮、谷维素等西药维持。10年来多方求医诊治,前医或用清肝重镇、熄风开窍之法,或用健脾化痰,或当"百合病"、"脏躁"治疗等等,疗效不够理想。患者形体发育偏胖,平日常卧于床(不见阳光),沉默寡言,精神萎顿。面色苍白无华,畏寒,四肢厥冷,腰酸乏力,时滑精。夜卧烦躁不得眠,每晚只能睡1~2小时。大便溏,小便清长,饮食淡而无味,舌淡胖齿痕明显,苔薄白,脉小滑。辨证为真阳不足、阴邪作祟,治宜温阳化痰,方用四逆汤加味。处方:熟附片30g(先煎),干姜15g,甘草9g,生熟地各24g,桂枝12g,赤白芍各12g,胆南星12g,白僵蚕12g,全蝎5g,蜈蚣2条,菟丝子15g,白术12g,茯苓12g,天竺黄10g,生姜6g,大枣6g。每日1剂,水煎服。连服7剂,睡眠较前好转,舌脉同前,患者有了治疗的信心。守方续服,西药渐次减量,不可骤停。服药期间情绪稳定,睡眠时间延长,夜寐可达3~4小时,质量有所提高。西药渐停,原方再加酸枣仁15g,又服1个月后,病情大有好转。患者情绪较前开朗,多疑、烦躁较前减少,诉饮食有滋味。每晚可睡5~6小时,可以看电视、与人下棋。服药3个月后改为2日1剂,基本以上方加减服半年后,病情稳定未再复发而停汤药。患者此后一直服用肾气丸和二陈丸。

按:本病是神志异常的精神疾病,属于中医学"癫狂"范畴。历代医家对其做过很多详致的观察和研究。《难经》云:"重阴者癫,重阳者狂。"认为癫属阴证,狂属阳证,因此癫证应该是虚性的、寒性的和发作时偏于抑郁的;而狂证则是热性的、实性的和发作时偏于躁狂的。但癫与狂在临床上可同时出现,又能相互转化,所以统称为癫狂。癫狂的病机与精神活动的心、肾关系最为密切。"心藏神"、"肾藏志"、"肾生髓"、"脑为髓海"。临床上常常是引起心和肾的精神活动的功能失调而发生癫狂。其中癫之本在心肾阳虚。故应峻补先天真阳,温阳化痰为治则。清末伤寒名家郑钦安《医理真传》云:"癫、痫二证,缘由先天真阳不运,寒痰阻塞也。……按人身立命,无非一口真气,真气一足,万窍流通,一切阴邪,无从发起;真气一衰,寒湿痰邪顿生,阳虚为痰所扰,则神志不清,顽痰流入心宫,则痫呆并起。"此患者阳虚寒痰之证明确,故用之效如桴鼓。

3. 李氏[61]治疗病例,王某,男,32岁,仓库保管员。始因所管辖仓库失火,骤受惊骇而致精神失常,于1995年3月住某精神病医院,按单纯型精神分裂症治疗。至 1995 年 12 月显著好转而出院。嘱其服用奋乃静等药以巩固疗效。不久，自动停药，停药半年，病情反复。经西医多方治疗无效。1996 年 10 月转中医诊治，时见患者精神呆滞，表情淡漠，目光呆滞，语言极少，喜闷睡，孤独被动，情感反应迟钝，饮食少思，面色苍白，四肢不温，舌体胖大有齿痕，舌质淡嫩，苔白，脉沉迟微细。辨证为阳虚俱损之证。观前医处方，多是理气化痰，清热安神开窍之类。虚证施攻，是犯虚虚之戒，必致阳气更伤。扶阳抑阴，履当重用。药用：附子 30g（先煎 1 小时），干姜 15g，炙甘草 10g，人参 10g，肉桂 10g。水煎 2 次，共取汁 400mL，分多次温服，每日 1 剂，服 10 剂后病情好转。遂将附子量加大至 60g（先煎 1 小时），连服 30 剂，行动活跃，语言流利，言之有序，自知力恢复，能胜任工作，追访 3 年未复发。

按：《素问·生气通天论》曰："阳气者，精则养神，柔则养筋。"指出了人体的神赖阳气的温养才能爽慧，思维敏捷，聪颖灵利；筋靠阳气的温养方可柔和，屈伸自如，矫健有力。若阳气虚损，神失温养则萎靡不振，神识恍惚；筋脉失于温养，则疏懒嗜卧，怠惰少动，脉沉迟微细是为阳虚万损之癫疾也。《伤寒论》少阴病提纲"脉微细，但欲寐"之脉证与本病颇相类似，故拟用少阴寒化证之主方四逆汤加人参、肉桂以振奋阳气，离照当空，阴霾自散，神情复常。

二、烦躁症

心烦躁动之证，胸中热而不安叫"烦"，手足扰动不宁叫"躁"。烦与躁常并称，但有虚实寒热的不同。

【病案举例】

1. 白氏[62]治疗病例，段某某，男，素体虚弱，形体消瘦，患病多年久治不愈，证见两目欲脱，烦躁欲死，以头冲墙，高声呼烦。其家属诉：初起微烦头疼，屡经诊治，因其烦躁均用寒热之剂，多剂无效，病反增剧，面色青黑，精神疲惫，气喘不足以息，急汗如油而凉，四肢厥逆，脉沉细欲绝。予以：茯苓 30g，人参 10g，附子 20g，干姜 30g，甘草 20g，急煎服。服后烦躁自止，继进本方量少减之，故 10 余剂而愈。

按：烦躁症病因颇多，治法各异，有邪在表而烦躁者，治宜清热解表，有邪在里而烦躁者，治以苦寒清下，此例烦躁患者年高体弱，正气素亏，真阳衰败，加之久病误服寒凉泻下，伐其真阳，败其脾胃，正虚阳亡，则大汗出，汗出多则不仅亡阳，亦亡真阴，阴阳不相顺接，四肢厥逆，真阳欲绝，无阳鼓动血脉运行，脾胃衰败，不能生血则脉细欲绝。盖神发于阳而根于阴，阴精者神之宅也。故阳气升，阴精不足以济上阳之亢则烦，阴气降，阴虚无阳以济之，阳根欲脱则躁。本例微阳飞走，本根欲断，故生烦躁。仲景曰："发汗若下之，病乃不解，烦躁者，茯苓四逆汤主之。"故用此方回阳固正。阳壮正复，腠理固密，其汗自止。用此方而不用四逆者，以四逆为回阳抑阴之剂，无补虚之功，不用四逆加人参者，以兼有烦躁欲死之证，故以茯苓为君，一补脾以止烦，恐药轻不能挽垂绝之阳，故以大剂频频饮之，疗效颇速。

2. 李氏[63]治疗病例，王某某，男，49 岁，1983 年就诊。自诉患烦躁已 2 年余。每当发病时坐卧不安，四肢发冷，或笑或泣难以忍受，朝则加剧，暮则宁静，伴有头晕心悸失眠，不思饮食，少气懒言，精神疲乏，脉有停动，舌质淡苔白腻，化验血红蛋白 8.6g，询其病史，曾于1972 年患风湿热累及心脏，经多次心电图提示：房性早搏，右心室肥厚，低电压趋势，部分 ST 段轻度变化，曾用中西药（用药不详），脉症互参，系属阳微阴盛，盛阴击弱阳之候。予四逆汤加减：附子 10g（先煎），干姜 6g，茯苓 10g，炙甘草 10g，龙骨 30g，酸枣仁 15g，大麦30g，连服 4 剂。二诊，烦躁减轻得眠，效不更方再进 6 剂，烦躁已除，诸症均有改善，后改用柏子养心丸、二至丸连服数月，病情稳定，又照常参加劳动，1987 年 6 月复查心电图示：偶见房性早搏，嘱其再服丸剂以巩固。

按：烦躁一症，每以养阴益气，疏肝解郁，养血健脾等法，而采用温阳救逆者甚少，本例之烦躁即属于亡阳阴竭，寒盛水停，失于"阳化气，阴成形"之生理功能，故采取茯苓四逆汤以温通阳气，顾护其阴，使遏郁之阳气获释，滞结之水气消无芥蒂，心肾交通，阴阳共济，标本兼顾，遂收相得益彰之效。

参考文献

[1] 张存悌，吕海婴. 火神派名家医案选（5）. 辽宁中医杂志，2008，35（10）：1746－1747.

[2] 韩萍. 四逆汤合小青龙汤加减治疗 AECOPD 疗效观察. 皖南医学院学报；2010，29（1）：54－56.

[3] 张大炳. 四逆汤治疗危急重症验案三则. 云南中医杂志，1992，13（3）：26－27.

[4] 王新民. 温阳法治疗慢性支气管炎 1 例. 中医药导报，2006，12（9）：52.

[5] 翟慕东. 四逆汤类方治疗疑难病证 4 则. 实用中西医结合临床，2002（1）：31－32.

[6] 程志文．茯苓四逆汤治疗疑难病举例．浙江中医学院学报，1997，21（6）：35.

[7] 杨志敏．杨志敏教授治疗阻塞性睡眠呼吸暂停综合征经验．河南中医，2008，28（1）：21 - 22.

[8] 陈永灿．魏长春运用茯苓四逆汤验案四则．中医文献杂志，1999（4）：33.

[9] 刘绍武．茯苓四逆汤的临床新用．河南中医，1990，11（8）：361.

[10] 姚秀琴．通脉四逆汤治疗肾功能衰竭．黑龙江中医药，1988（4）：38.

[11] 李毅．四逆汤加减治疗尿毒症昏迷一例．北京扶阳论坛，2008，10（2）：131 - 132.

[12] 张存悌，吕海婴．火神派名家医案选（4）．辽宁中医杂志，2008，35（10）：1586 - 1587.

[13] 潘小锋．四逆汤加味治疗单纯性晕厥96例．浙江中西医结合杂志，2000，10（8）：475.

[14] 代兴斌．经方治愈癌热验案3则．江苏中医药，2008，40（12）：62.

[15] 宋述财．四逆汤治验2则．新中医，2004，36（8）：69.

[16] 吕向阳．四逆汤治疗阳虚内风证举隅．河南中医，1998，18（3）：165.

[17] 沈柏莉．四逆汤加味治疗复发性口疮．云南中医，1995，2（5）：26.

[18] 陈月华．加味四逆汤治疗阳虚自汗50例观察．内蒙古中医药，1999（2）：14.

[19] 李太升．四逆汤之新运用．实用中医内科杂志，1999，13（1）：4.

[20] 宋述财．四逆汤治验2则．新中医，2004，36（8）：69.

[21] 邹世光．疑难重病运用四逆汤治验举隅．陕西中医，2007，28（3）：357.

[22] 南喜连．中西医结合治疗雷诺氏病40例疗效观察．实用中西医结合临床，2007，7（4）：29 - 30.

[23] 顾军花．陈湘君运用通脉四逆汤治疗雷诺氏征的经验．中医文献杂志，2004（3）：45.

[24] 张存梯．唐步祺医案（上）．辽宁中医杂志，2008，35（4）：604.

[25] 丁凯旋．经方临床应用举隅．甘肃中医学院学报，1993，10（1）：35.

[26] 梁理平．四逆汤加味治愈口鼻俱冷症一例．河南中医，1994，14（5）：54.

[27] 张存悌，吕海婴．唐步祺医案（下）．辽宁中医药，2008，35（5）：767 - 768.

[28] 苏巧珍．四逆加柴桂龙骨牡蛎汤治疗阳虚型失眠32例疗效观察．新中医，2008，40（6）：58 - 59.

[29] 郑益民．四逆汤加味治疗美尼尔氏综合征一例．湖北中医杂志，1986，3：30.

[30] 倪凯远．通脉四逆汤治发热．山东中医杂志，1994，13（1）：46.

[31] 李生安．茯苓四逆汤临床运用举隅．内蒙古中医药，1990（3）：36 - 37.

[32] 白祺宗．茯苓四逆汤临床运用一得．陕西中医函授，1992（6）：35.

[33] 张永刚．四逆汤治疗胃炎体会．江西中医药，2008，39（7）：46.

[34] 陈品需．茯苓四逆汤临床运用体会．新疆中医药，2003，21（4）：79.

［35］颜永潮．茯苓四逆汤在胃肠道疾病中的应用举例．中医函授通讯，1992（2）：
39－40.

［36］王秀献．旋覆四逆汤治疗胆汁反流性胃炎100例疗效观察．河南社区中医药，
2006，16（22）：46.

［37］沈丽萍．中西医结合治疗肠易激综合征32例临床观察．河北中医，2009，31
（2）：251.

［38］郝文轩．直肠炎的同病异治．吉林中医药，1996，（6）：27.

［39］王礼．四逆汤的应用心得．中国民族民间医药杂志，2007，（85）：101－102.

［40］郑新海．三金四逆汤治疗胆结石胆绞痛的临床观察．陕西中医，1995，2
（7）：299.

［41］邵金阶．人参四逆汤加味治愈阴黄2则．安徽中医临床杂志，1999，11（1）：
39－40.

［42］张静．附桂四逆汤治疗胁痛30例．内蒙古中医药，2002，21（3）：14.

［43］胡红志．经方治呕验案3则．社区论坛，2000，32（2）：45.

［44］令亚琴．四逆汤对缺血性脑卒中的防治作用研究．中西医结合心脑血管病杂
志，2004，2（11）：638－639.

［45］令亚琴．四逆汤治疗椎－基底动脉供血不足的疗效观察．中药药理与临床，
2004，20（5）：44－45.

［46］聂代杰．回阳温里法治疗疑难症一例．陕西中医函授，1995，1：40.

［47］叶可夫．茯苓四逆汤在心脏疾病中的应用．浙江中医杂志，1999，8
（12）：350.

［48］刘政．孙朝宗应用经方经验．上海中医药杂志，1999，（12）：26.

［49］李华安．唐祖宣运用四逆汤临证拾粹．河南中医，1990，（5）：9.

［50］许保华．茯苓四逆汤治疗血栓闭塞性脉管38例疗效观察．河北中医杂志，
2009，31（4）：38.

［51］孙东星．当归四逆汤治疗寒湿型脱疽．四川中医，1993，（2）：43.

［52］金明华．四逆汤防治冠心病心绞痛的临床研究．中药材，2003，26（1）：
71－72.

［53］史载祥．通脉四逆汤加味治疗肠系膜动脉栓塞．实用中医内科杂志，1998，2
（4）：187－188.

［54］朱晓俊．四逆汤合生脉散治疗缓慢性心律失常37例．浙江中医杂志，2008，
43（1）：6.

［55］李连洪．四逆汤合生脉饮治愈休克1例报告．黑龙江中医，1992，3：33.

［56］马湖蕊．通脉四逆汤治疗心动过缓36例．中国中医药信息杂志，2001，
8：81.

［57］姜宏伟．四逆汤加味治疗顽固性低血压两则．中国中医急症，2010，19（2）：
332－333.

［58］孙中兰．中西医结合治疗肺心病合并心功能衰竭60例．陕西中医，2004，20

　　（1）：27.

［59］李永健. 四逆汤加味治疗癫痫1则. 新疆中医药，2000，18（4）：64.

［60］李永健. 四逆汤临床新用. 中医药研究，2001，17（2）：22－23.

［61］李爱峰. 四逆汤加味治疗精神分裂症30例. 河南中医，2003，2（23）：9.

［62］白祺宗. 茯苓四逆汤临床运用一得. 陕西中医函授，1992（6）：35.

［63］李生安. 茯苓四逆汤临床运用举隅. 内蒙古中医药，1990（3）：37.

第二章

外 科 病 证

第一节 即刻倾倒综合征

倾倒综合征，又名餐后综合征，是胃切除术后一种并发症。临床表现为患者进食半小时内出现上腹饱胀，发热感，恶心呕吐，头昏眩晕，心慌，大量汗出，面色苍白，神疲乏力，脉搏加快，血压降低等症，甚者还伴肠鸣、腹痛、腹泻等。中医学认为本病由中焦虚损，脏腑功能失调所致。治疗应以温运中阳，健运脾土为其大法。归属于中医学"腹痛"、"呕吐"、"泄泻"、"眩晕"、"痰饮"等范畴。

【临床应用】

严氏[1]采用四逆汤加味治疗术后倾倒综合征 18 例，予以基本方：熟附片 10g（先煎），干姜 8g，炙甘草 10g，党参 15g，白术 12g，黄芪 30g，丹参 30g，白芍 20g。针对患者的不同症状加减治疗，治愈结果：痊愈 8 例，好转 8 例，无效 2 例。

【病案举例】

颜氏[2]治疗病例，钱某某，男，41 岁，1988 年 4 月 6 日初诊。于 1984 年，因胃及十二指肠球部溃疡并急性上消化道出血在某医院行胃切除术，术后 2 周即出现倾倒综合征，先后服用甲氧氯普胺、复方颠茄片、胃酶合剂、胃康宁、山莨菪碱、雷尼替丁等，屡治无效，医生建议手术治疗。经纤维胃镜及上消化道钡餐摄片检查，提示"残胃及吻合口炎"。症见：上腹部饱胀、隐痛不适，进食后频频泛酸，恶心呕吐，脘腹攻窜肠鸣时作，嗳气，心悸，头晕乏力，食欲不振，每日下午腹泻 1～2 次，平日畏寒肢冷，形瘦，面色苍白，心率增快，100 次/分，血压 94/47mmHg，舌质淡，苔白滑，脉濡细。西医诊为：即刻倾倒综合征。证属脾肾阳虚、温化不及、水湿停滞、胃气失降，方用茯苓四逆汤加减。药用：茯苓 25g，党参 20g，淡附片 6g，干姜、炙甘草各 5g，桂枝 6g，炒白术 12g，姜半夏、苏梗各 10g，枳壳、焦六曲各 12g，砂仁、淡吴茱萸、黄连各 5g，每日 1 剂，水煎服。服药 5 剂，上腹部饱胀，隐痛不适感减轻，下午泄泻未作。仍有脘腹攻窜肠鸣，头晕目眩。守方加炒薏苡仁20g，天麻10g，再服7剂，脘腹痞阻膨胀感消失，纳增，呕吐、泄泻均止，头晕、目眩、乏力好转，惟大便仍夹有不消化物。再予前方加焦山楂30g，继服药7剂，诸症基本消失，且餐后饮水亦不吐。根据辨证，阳气已复，水湿已除，治当健脾和胃以善其后。以香砂六君丸、金匮肾气丸各6g，每日2次，连服1个月，诸症悉除。随访1年，未见复发。

　　按：倾倒综合征为胃切除术后并发症，西医治疗多以抗胆碱药及营养、补充电解质，支持对症等处理，严重者行手术以缩小吻合口。究其病机，乃胃疾行切除术后中土受损，脾之阳气虚弱，并进一步累及肾阳亦衰，则脾肾阳虚、运化转输无力、水谷不得化为精微而输布全身，以致水饮停于胃肠，出现倾倒综合征诸症。本病多属本虚标实、虚实夹杂。根据中医辨证，治宜温补脾肾，以温阳化饮散寒、益气健脾渗湿。方中人参、白术、炙甘草、茯苓益气健脾渗湿，干姜、桂枝、附片助阳化气，共治已停之饮。诸药相配，能使阳气复则气化行，脾肾健则饮邪去。后期以香砂六君丸、金匮肾气丸健脾补肾，培中固本，又丸药缓缓以绝痰饮之源。

第二节　痔　疮

　　人体直肠末端黏膜下和肛管皮肤下静脉丛发生扩张和屈曲所形成的柔软静脉团，称为痔，又名痔疮、痔核、痔病、痔疾等。医学所指痔疮包括内痔、外痔、混合痔，是肛门直肠底部及肛门黏膜的静脉丛发生曲张而形成的一个或多个柔软的静脉团的一种慢性疾病。中医学认为引发痔疮的原因归纳起来有：饮食不节：易生湿积热，湿热下注肛门，使肛门充血灼痛，引发痔疮；劳累过度：久坐则血脉不行，久行则气血纵横，瘀血流注肛门而生痔疾；便秘：久忍大便，大肠积热，是痔疮发病的一个原因。

【病案举例】

　　李氏[3]治疗病例，刘某某，男，28岁，1986年9月16日初诊。自述其患痔疮3年，经多方治疗，未获效果。此次探亲回里，受某乡医盲目手术，致使痔疮出血不止，险些送命，后送医院抢救而脱险。俱仍有下血淋漓不止。症见：面色㿠白无华，形体消瘦，眩晕，腰膝酸软，心悸自汗，纳差食少，大便不畅，且下血不止，小便利，舌淡瘦、苔薄白，脉沉细无力。予以：熟附片60g（先煎去沫），金银花炭、炒干姜各30g，炙甘草、黑地黄各15g，紫丹参9g。服方2剂，下血即止，余症亦轻。药切病机，不予更方，上方续服3剂告愈。3个月后随访良好。

按：此患者乃肝虚肾亏，阳气不固，而致血难归经，游溢脉外。治宜养肝固肾，壮阳益气，引血归经。投四逆汤加味。

第三节　溃疡病大出血

溃疡病上消化道出血并胃穿孔，属西医外科急诊，属中医学"呕血"、"便血"范畴。文献中虽载有不少治则方药，然因其病情危笃，基层中医人员多望而生畏。

【病案举例】

石某某，男，70岁，1985年11月8日初诊。主诉：胃脘及腹部持续性隐痛，伴呕血，便血1天半。家属代述：素有胃脘隐痛之症，2天前因累后加重，伴恶心，呕紫暗色血相杂食物约600mL，继则便下溏黑便2次，如柏油样。急送某市医院急诊收住院。查：血红蛋白5g，大便潜血试验（＋＋＋＋），腹腔穿刺抽出紫暗色血液。经内、外科会诊，诊断为溃疡病上消化道出血并胃穿孔。发病危通知，同时通知家属备血，提出必须手术尚有一线生机。家属考虑病人年老体弱，且手术也只有一线希望，不愿受手术之苦，即回家准备后事。回家后转中医试治。即诊：面色苍白，额部冷汗出，蜷卧，精神萎顿，语音低微。胃脘及腹部均有压痛，但无反跳痛，未触及包块，四肢冰凉，舌淡不荣，脉沉而细弱。诊断为呕血并便血。系秉质血虚脾弱之体，复加劳倦损伤脾气，致气虚下陷，气失统摄，血无依附，上溢为呕血，下渗为便血，且又大量出血，阳随血脱。急宜回阳救逆，温脾摄血，滋阴和阳。选《伤寒论》四逆汤合《金匮要略》黄土汤化裁。熟附子15g，炮姜10g，炙甘草10g，灶心土60g（先煎澄清去渣，以此汤煎余药），阿胶9g（烊化和服），生地9g，红力参15g（另煎和服），焦白术9g，黄芩10g，汉三七6g（研末冲服）。2剂。二诊：服2剂后即四肢转温，再没呕血，便血也大为减少。守上方再进2剂。三诊：便血已止，大便潜血试验已转阴性，精神亦佳。继以《金匮要略》当归生姜羊肉汤调理半月而安，至今再没复发。

按：《灵枢·百病始生》篇云："阴络伤则血内溢，血内溢则后血。"《伤寒论》云："少阴病，脉沉者，急温之，宜四逆汤。"《金匮要略》云："下血，先便后血者，此远血也，黄土汤主之。"综三条经文分析：本案由素体脾气虚寒，复加劳倦使脾气更虚而不能统血，又大量出血，阳随血脱之重证。观其下血量多，色暗淡，腹部隐痛，面色苍白，四肢冰凉等均为虚寒证可辨。此时不可拘泥出血部位之远近，应依据辨证分清标本缓急。故选四逆汤回阳救逆治其标，黄土汤温脾摄血固其本，合用以图标本同治。四逆汤中以炮姜易干姜取温阳止血而不伤血，意在救欲脱之阳。黄土汤中重用灶心土以收涩止血；配参术以温阳益气，以复统血之权；阿胶滋阴止血，求"阳中求阴"之意；用黄芩苦寒之性，以制姜附温燥之偏，防其太过，恐耗血动血，且于方中加三七，以活血止血，使血止而不留瘀。全方回阳救逆，温脾摄血，滋阴和阳，使其温阳而无劫阴之弊，止血而无留瘀之忧。故如此重证，则 1 剂知，2 剂效，仅用 4 剂血尽止而诸症除。

第四节　外伤性耳道大出血

外伤性耳道大出血过多，元气必伤，气随血脱故也。有阳气欲脱之危，迫在眉睫。

【病案举例】

李氏[4]治疗病例，展某，男，52 岁，农民，1986 年 3 月 20 日初诊。患者于昨天下午不幸从汽车上坠落，左侧头部摔伤，当即从左耳道溅血约 100mL，遂入院急诊。以"急性左侧脑外伤及左耳道血管破裂大出血"收入住院急救。至 20 日 8 时，患者左耳道仍出血不止。诊见患者形寒肢冷，大汗淋漓，面色苍白，脉微欲绝。此乃阳气欲脱，摄纳无权。急当回阳固脱，引血归经。予以：熟附子、干姜、甘草各 12g。加水 300mL，煎成 100mL，加童便 20mL 兑冲凉服。药后出血渐止。21 日复诊：患者肢暖汗收，血止脉复。

按： 肾开窍于耳，内寄元阳，为阳气之根。耳外伤出血过多，元气必伤，气随血脱之也。故急以四逆汤回阳固脱，加童便引血归经，调平阴阳，侯阳气一复，血得统摄而运行于脉道，则血可止。更需凉服者，以热药寒用，意在引阳入阴，使血气不相抗争，亦免除了热药升沸之弊。因辨证准确，用药合拍，故取效较佳。

第五节　尿路结石

尿路结石是最常见的泌尿外科疾病之一。男性多于女性，约 4 ~ 5∶1。形成机制未完全阐明，有多种学说，复发率高。对多数结石尚无十分理想的预防方法。尿石症发病有地区性，在我国多见于长江以南，北方相对少见。近 30 年来，我国上尿路（肾、输尿管）结石发病率显著提高，下尿路（膀胱）结石日趋少见。膀胱结石中，原发性结石明显少于继发性结石。近 10 年来，尿路结石的治疗方法有了迅速发展，

90%左右的尿路结石可不再采用传统的开放手术治疗。

【病案举例】

陈氏[5]治疗病例，某男，身体强健，晨起骤发左侧腰部剧烈疼痛。诊见：面白无神，自汗淋漓，四肢厥冷，纳呆，尿频色赤，舌淡红，苔薄，脉沉细。西医诊断为：尿路结石伴感染。证属心肾阳虚欲脱，治拟回阳救脱，予四逆汤加减。药用：茯苓 12g，党参 12g，淡附子 9g，干姜 6g，炙甘草 3g，服上药 1 剂后次日复诊，腰痛已解，自汗收敛，四肢和缓，二便通调，脉缓，治宗原法，略佐开胃利湿。药用：茯苓 12g，党参 9g，淡附子 6g，干姜 3g，炙甘草 6g，肉桂粉（吞）1.5g，玉米须 15g，生麦芽 15g，3 剂后面有神采，胃纳佳，时值夏令，宜培本调脏，升清降浊，祛暑利湿。药用：鲜荷叶（包煎）1 张，升麻 3g，茅术 15g，赤小豆 30g，生薏苡仁 30g，5 剂而愈。

按：本案治疗，认定为少阴（心肾）寒厥证。以沮补救脱为法，选用茯苓四逆汤回阳救逆。药后阳通，汗敛痛止。

参考文献

[1] 严娟. 四逆汤加味治疗术后倾倒综合征. 河南中医，1999，19（1）：19.

[2] 颜永潮. 茯苓四逆汤在胃肠道疾病中的应用举例. 中医函授通讯，1995，(20)：39-40.

[3] 李华安. 唐祖宣运用四逆汤临证拾粹. 河南中医，1990，(5)：9.

[4] 李玉海. 四逆汤治外伤性耳道大出血验案一则. 新中医，1990，(2)：44.

[5] 陈永灿. 魏长春运用茯苓四逆汤验案四则. 中医文献杂志，1999，(4)：34.

第三章

骨伤科病证

第一节 肩周炎

肩周炎是以肩关节疼痛和活动不便为主要症状的常见病证。本病属中医学"痹证"、"历节"范畴。其多为年老体弱，风寒湿邪侵袭机体留滞经络，导致经络痹阻不通，气血运行不畅，而引起的以肌肉和关节酸痛、麻木、屈伸不利甚至关节肿大变形为主的一系列证候群。

【临床应用】

台氏[1]采用中药四逆汤加味为主治疗肩周炎60例，痊愈25例，占42%；显效27例，占45%；好转6例，占10%；无效2例，占3%，总有效率97%。

【病案举例】

1. 台氏[1]治疗病例，患者，女，51岁。2005年12月4日初诊。主诉：右肩关节周围疼痛10年，加重20天。查体：右肩峰、三角肌、右喙突压疼明显，右上肢不能外展、后伸、上举等活动，疼痛牵及右前臂，痛苦面容，寐不宁，纳差乏力，舌质淡暗，苔薄白，脉细弦。X线摄片示：右肩关节面光滑，肱骨头大结密度增高，骨质疏松。西医诊断为：肩关节周围炎，但采用多种中西药物治疗效果不佳。故予以温经散寒、养血通脉、化瘀止痛的中药治疗。予以：当归10g，炒白芍30g，黄芪30g，桂枝12g，姜黄10g，丹参15g，制川乌9g（先煎），细辛5g，通草10g，甘草10g，大枣5枚。水煎服。每日1剂。早晚各服1次。并配全药渣外热敷患处，服15剂后患者右肩关节疼痛明显减轻，活动轻度受限，继服15剂后诸证消除，为巩固疗效再服15剂，症状完全消失，随访1年未复发。

按：方中当归补血活血，桂枝温经通脉，二药合用动静相兼，寓补于行，寓行于补，养血温通；白芍养血和营，敛阴，发汗之中寓有敛汗之意，和营之内有调卫之力，配桂枝一收一散，一寒一温，互相制约，收调营卫，和气血，益阴止汗之功；甘草缓急止痛；与桂枝相配温中补虚，通利血脉，有温阳散寒、缓急止痛之功；细辛温经，佐以通草通经脉，甘草、大枣益气健脾，调和诸药；黄芪补气行气活血，以治血虚生风；制川乌温经通络止痛；丹参、姜黄、威灵仙祛风活血，以加强止痛作用。并用药渣外热敷，内外合用加强协同作用，故诸药合用共奏温经通脉、养血活血止痛的功效，从而达到治疗的目的，故对正虚、风寒湿邪侵袭所致的肩关节周围炎临床治疗中有一定的应用价值。

2. 高氏[2]治疗病例，患者，男，50岁，2002年3月3日初诊。左肩关节疼痛2个月，夜间剧痛，功能活动障碍，抬肩困难，梳头、穿衣均感作痛，抬举受限。近半月来，因气候变化症状加甚，检查：右肩关节肩峰突部，肱骨大结节处及关节后侧压痛明显，牵拉受限；右肩关节上举120度，外展60度，后伸30度，内外旋30度，舌淡苔白腻，脉弦细，证属痹证，气血虚，寒邪阻滞经络。治以补气血，温经除湿，通络止痛。当归四逆汤每日1剂，水煎2次，饭后分服。并嘱药渣复煎熏洗热敷患处，活动关节，以上方加减连用28剂而愈，1年后随访未再复发。

按：肩周炎是肩关节周围肌肉、肌腱、滑囊和韧带及关节囊等软组织的慢性无菌性炎症。好发于50岁左右的中老年人，属中医学"痹证"（肩凝）范畴，乃因中老年肝肾不足，气血虚弱，卫外功能低下，风寒湿邪乘虚侵袭或肌肉筋骨失养，不耐外伤和劳损，致筋脉痹阻，气血凝滞，痰瘀胶结，筋腱肌肉间粘连活动受限。拟当归四逆汤为主治疗，方中：北芪、当归、川芎补益气血；桂枝、川草乌、细辛、白芍温经散寒通络止痛；羌活引药上行，祛湿、通络；川三七、川芎活血祛湿通络止痛；大枣、炙甘草调和营卫，诸药配伍，标本同治，共奏益气血、温经散寒、通络止痛之功。取药渣复煎熏洗热敷患处，乃可共助药力刺激和皮肤渗透作用，促使皮下组织血管扩张，改善局部血液循环，加速炎症消退，并有止痛作用。并嘱患者每天坚持局部关节的活动，能促进疗效。

第二节 腰 痛

腰痛是以腰部一侧或两侧疼痛为主要症状的一种病证。西医学的肾脏疾病、风湿病、腰肌劳损、脊椎及脊髓疾病等所致腰痛，中医学认为腰痛多由肾阳不足，寒凝带脉，或肝经湿热侵及带脉，经行之际，阳虚气弱，以致带脉气结不通而出现疼痛，或冲任气血充盛，以致带脉壅滞，湿热滞留而疼痛。

【病案举例】

丁氏[3]治疗病例，谢某，女性，39岁，教师，患腰痛已5年余，此次因弯腰拾粉笔而发。腹痛如折，不能转侧，X线检查见腹4、5椎唇状骨质增生，面色苍白，畏寒肢冷口舌糜烂疼痛，四处求医，所服中药皆清胃降火，滋阴壮水或抗骨质增生丸，效均不佳。查其舌淡苔白而润，舌边口唇溃疡，基底淡白，脉沉细如丝，证属阳虚腹痛，予四逆汤加红参1支，杜仲30g，3剂痛减大半，口疮转好，继以原方再服5剂，再与附桂八味丸以善后，已有3年未作。

按：四逆汤乃张仲景治疗少阴阴盛阳衰，厥逆吐利而设，临床多用之治疗息症。人体最重要者，莫过于阳气；回阳救逆，莫过于四逆汤。此患者腰痛虽伴口疮，是阳应于内，无根之火上炎于上，用四逆加味，不但腰痛减，且口疮亦向愈。

参考文献

[1] 台银科. 当归四逆汤加味治疗肩周炎60例临床观察. 宁夏医学杂志，2008，30（1）：79－80.

[2] 高丽丽. 四逆汤治疗关节炎76例临床观察. 医药论坛杂志，2006，27（22）：102.

[3] 丁凯旋. 经方临床应用举隅. 甘肃中医学院学报，1993，10（1）：35.

第四章

妇 科 病 证

第一节 月经病

一、痛经

痛经是妇科常见病，重者剧烈疼痛，严重影响正常的工作与学习。西医学认为引起痛经的原因与精神、神经、内分泌因素有关。有学者对痛经的病理机制做了大量的研究，认为痛经患者外周血与月经血中前列腺素的含量高于正常人，前列腺素作用于子宫内膜，引起子宫肌肉痉挛，导致局部供血不良，而致痛经。痛经患者的血液存在高凝状态，血小板聚集性增高，血瘀加重。

【临床应用】

史氏[1]采用四逆汤加味治疗痛经85例，治愈48例，占56.5%；好转33例，占38.8%；无效4例，占4.7%，总有效率为95.3%。

【病案举例】

史氏[1]治疗病例，杨某，女，16岁。2000年9月14日初诊。痛经4年。12岁月经初潮，周期28日，行经5日，经行小腹冷痛，有小血块，伴有冷汗，恶心，四肢不温，唇甲青紫，大便溏薄，每至月经来潮，难以坚持学习，必服止痛片，肌内注射复方氨林巴比妥等方可勉强维持，末次月经为2000年8月17日。来诊时适逢月经将至，小腹轻微胀痛，面色略显苍白，舌质紫暗，脉沉细。盆腔B超未见异常。辨证为寒凝气滞型痛经。治宜温阳散寒，行气止痛，升发阳气，方用四逆汤加味：人参12g，焦附子5g，干姜9g，甘草10g，川楝子15g，延胡索12g，白芥子12g，五灵脂9g，莪术9g，木香7g，小茴香12g，血竭3g（冲服），乌药12g，巴戟天12g。水煎服，每日1剂，连服7剂，经期不停药。服药后月经于2000年9月16日来潮，小腹微痛，行经5日，无其他不适。于上方加细辛3g，于下个月经周期，经前2日开始服药，共服7剂。2000年12月月经来潮，行经5日，量中等，未出现腹痛。嘱停药观察，禁寒凉、生冷食物。随访4个月未见复发。

按：痛经严重者表现为疼痛剧烈、冷汗、四肢厥冷、腹泻、呕吐、面色苍白、昏厥等。这些症状与四逆汤证极为相似，且与寒凝气滞型痛经的机制一致，故采用四逆汤为主治疗，收到很好疗效。四逆汤中附子温阳逐寒，迅达内外；干姜温中焦之阳，而除里寒；炙甘草益气温中，共奏破阴回阳之功，可缓解子宫肌肉痉挛性收缩，降低宫颈狭部的紧张度，使其局部缺血缺氧状态得到改善，减轻腹痛。在此基础上加用延胡索、五灵脂、蒲黄、小茴香、乌药、血竭、炒乳香、炒没药等，用于寒凝气滞型痛经，只要辨证准确，用之捷效。

二、月经失调

月经失调，中医学一般称为"月经不调"，妇科常见病。表现为月经周期或出血量的异常，或是月经前、经期时的腹痛及全身症状。病因可能是器质性病变或是功能失常。本节论述经期提前 1 例，经期提前指月经周期缩短，短于 21 天，而且连续出现 2 个周期以上，属于排卵型功血基础体温双相，卵泡期短，仅 7～8 天，或黄体期短于 10 天，或体温上升不足 0.5℃。中医学大多认为主因血热或脾虚失于统摄所致。

【病案举例】

林氏[2]治疗病例，何某，女，41 岁。2007 年 1 月初诊。述近半年来月经周期提前，一般约 20 天来临 1 次，每次持续 10 余天，第 1、2 天量可，之后量少，色暗，西医 B 超及激素检查正常，诊见患者颜面阴斑隐隐，面色萎黄，舌暗边有齿痕苔浊，尺脉沉而无根，寸关脉微弦，诊为脾肾阳虚，气虚痰浊内蕴，以四逆汤合桃红四物汤加减治疗，至 2007 年 3 月间断服用中药 20 余剂，现面色红润，精神状态佳，月经已恢复正常。

按：本案经辨证认为此患者属脾肾阳虚，气虚痰浊内蕴所致经期提前，予以四逆汤扶助真阳，桃红四物汤为调经要方之一，以祛瘀为核心，辅以养血、行气。化瘀生新是该方的显著特点。故四逆汤合桃红四物汤加减治疗疗效显著。

第二节　妇科杂病

一、卵巢早衰

卵巢早衰是指已建立规律月经的妇女，一般在 40 岁以前，由于卵巢功能衰退而出现持续性闭经和性器官萎缩，常有促性腺激素水平的上升和雌激素水平的下降，临床表现伴见不同程度的潮热多汗、阴道干涩、性欲下降等绝经前后症状，使患者未老先衰。

【病案举例】

林氏[2]治疗病例，何某，女，42岁。2002年因体检发现卵巢囊肿在外院行腹腔镜切除，术后1个月即出现潮热、汗出、心烦、停经等症状。此后长期服用激素4年，但停服后潮热汗出停经诸症复出。2006年9月初诊，患者面色晦暗，颜面阴斑，唇色紫间，神疲易倦，口淡饮水少，冬季怕冷，四末不温，膝关节凉，舌淡暗偏紫，尺脉沉而无力，一派阳虚之征，即以扶阳抑阴，拟以四逆汤合白通汤加减，药用熟附子20g，干姜20g，炙甘草20g，葱白1根。停用激素后未出现潮热、汗出等不适，但月经仍未来临，后在四逆汤的基础上予以调整药物，先后运用麻黄附子细辛汤、附子理中汤、一仙汤、当归四逆汤等加减运用，至2006年12月中旬月经来潮，持续3天，月经量一般，此后一直坚持服用中药后每隔1个半月月经来临1次，诸症状稳定，患者精神状态明显改善，面色有光泽，较前红润，尺脉有力，嘱服用理中汤类药物，1周2次善后。

按：如明代张景岳所说："天之人宝只此一丸红日，人之人宝只此一息真阳。"本病案一派阳虚之象，故以扶阳抑阴为法，大胆应用四逆汤类药物扶助真阳元气来治疗卵巢早衰。

二、功能性子宫出血

功能性子宫出血所出现的阴道出血，属中医学"崩漏"范畴。崩漏是指妇女非周期性子宫出血，其发病急骤，暴下如注，大量出血者为"崩"；病势缓，出血量少，淋漓不绝者为"漏"。崩与漏虽出血情况不同，但在发病过程中两者常互相转化，如崩血量渐少，可能转化为漏，漏势发展又可能变为崩，故临床多以崩漏并称。青春期和更年期妇女多见。中医学治疗以"清热"和"温摄"为主。

【病案举例】

1. 张某，女，40岁。1周前因感寒后，经来淋漓不断。现症见手足心热、烦热，全身阵阵发热，神情倦怠，脚胀、下肢肿，腰膝酸软，全身怕冷，脉沉细，舌淡。询及有2年经漏病史，且易患外感。此虚阳外越之经漏证。因其崩漏有2年，阴损及阳，外感风寒，寒则伤阳，阳气虚而外浮。治当以回阳为治。药用附片30g（先煎），炙甘草30g，干姜40g，肉桂5g（后下）。服药后崩漏已干净，精神转佳，手足心热及身热消除，但仍脚胀、头昏重、白带多、手指冷，舌淡边有齿痕，脉沉细。后以温肾散寒之剂收全功。

按：历来治疗崩漏之法，不出"清热"与"温摄"两法。尤以治崩以"温摄"为要，而于漏证，因其久而不止，必有伏热，逼血妄行，而反宜清。本例患者不仅不用清法，反而一派辛热纯阳之象，实为治漏证之变法。久漏之证，虽有血去阴伤之根基，然血能载气，病程久延必致阴损及阳。气为血帅，阳气向外浮越之际，势必带出阴液。此二者相因为患，形成恶性循环。病证初起虽以热为主，但病至此际，亦成阴阳并损之候。方中看似一派大辛大热之象，实则暗含阴阳之至理，阳固而阴留，阳生而阴长。

2. 李氏[3]治疗病例，张某，女，42岁，农民，1999年3月18日初诊。患者因劳累过度，漏下不止2周。注射西药止血针无效，近日转成崩症。经血色淡，血质薄。面色苍白，语声低微，精神萎顿，目瞑嗜卧，身重畏寒，四肢逆冷，腰及少腹坠痛难忍，舌淡白，边有齿痕，苔薄白，脉沉迟。辨证为真阳不足，治宜峻补肾阳，方用四逆汤加味。处方：熟附片60g（先煎），炮黑姜30g，炙甘草12g，炒芍药12g，伏龙肝30g，炙艾叶9g，大枣6枚（烧黑存性）。每日1剂，水煎服（先煎伏龙肝1小时，用其水煎余药）。患者服2剂后血止身安，续用补血之品调理复元。

按：崩症的辨证分型甚多，但都是耗血过多之证，故此时不可滥用芎、归辛窜之品，宜速塞其流，防止阳随血脱。甘草、艾叶炙用，炮黑姜、炒芍药、枣烧黑存性皆用其速止血之性也。在暴崩情况下，要防止阳气暴脱。经云："阳秘乃固"、"阳者，卫外而为固也"。患者出血过多，阴液骤失，阳无所附，阳气暴亡之象已现，如执补血止血之法，阴或可救，而阳终难复，变生顷刻。阳气虚脱，非峻补真阳固脱不可；待阳回厥愈，方可缓图徐治。

三、宫寒不孕证

凡是在生育年龄的夫妇婚后3年以上不受孕者，称为"不孕症"，妇女因胞宫寒冷而不孕时则称为宫寒不孕。主要表现为：小腹冷感、冷痛、白带清稀、痛经。中医学认为宫寒与肾虚、脾气虚、血虚、肝郁、痰湿、湿热、血瘀等原因有关，而西医学认为这样的一些症状多与年龄因素、营养因素、精神因素、内分泌因素（下丘脑、甲状腺、肾上腺、胰腺）、发育因素、炎症、肿瘤等有关。

【病案举例】

1. 李氏[4]治疗病例，孙某某，女，28岁，1984年10月21日初诊。自述婚后6年不孕。夫妇双检，未见生理异常。经多方医治，均未获效。症见：面色萎黄，形体消瘦，腰膝酸软，手足逆冷，心悸自汗，食欲不佳，便溏溲淋，带下清稀，舌瘦淡、苔薄白，脉沉迟。予以：熟附片45g（先煎去沫），甘草15g，干姜30g，黄芪、酒当归各25g，紫丹参12g，大枣7枚。服方6剂，白带减少，自汗止，腰膝酸软消失。药证相合，继以前方加减续服。如此调服月余而孕，如期顺产1男婴。1年后随访良好。

按：此患者心肾阳虚，肝血不足，胞宫虚寒，督任失养。治宜温补心肾，益气养肝，固补督任，温宫祛寒。投四逆汤加味。

四、经期淋证

"淋证"以小便频数量少，尿道灼热疼痛，排出不畅，或小腹拘急，痛引腰腹为主要表现的病证。淋证多因嗜酒太过，或多食肥甘之品，酿成湿热，结于下焦，或情志不畅，郁怒伤肝，气火郁于下焦，或年老体弱，久病不愈，导致脾肾亏虚，中虚气陷为"气淋"；遇劳即发者为"劳淋"；肾亏精室不固者为"膏淋"；阴虚火旺，迫血妄行者为"血淋"。临床虽将淋证分为5种即气淋、血淋、膏淋、石淋、劳淋，但辨证时应详辨虚实。

2. 徐氏[5]治疗病例，蒋某某，女，38岁，农民。1979年8月19月初诊。患者每于经期则尿频、尿急，每日数十次，经净则逐渐好转而愈。月月如此，已延绵8年之久。诊见面色苍白无华，精神萎靡，恶寒，四肢厥冷，心悸，口渴欲饮，小便淋漓不畅，尿意窘迫。月经周期正常，色淡而量多，脉象沉微，舌淡白苔薄。证属少阴肾阳虚寒，膀胱气化不行，试拟温肾回阳，化气行水，投四逆汤加茯苓：熟附片15g，干姜12g，炙甘草9g，茯苓12g。次日再诊，自觉症状好转，口不渴，手足转温，微恶寒，尿意已不窘迫，小便次数减少。原方继进1剂，而诸症悉除。嘱服金匮肾气丸1个月，至今未复发。

按：本例辨证渴而欲饮，其病机乃阳气不能化生津液上承，并非实热所致，故前医投清热通淋、补中益气之剂不效。因其畏寒甚，四肢厥冷，脉沉微之少阴脉证，投四逆汤温中祛寒，振复肾阳，以达恢复膀胱气化功能，而使小便自利之目的，实犹"离照当空，阴霾悉除"。本例因属肾阳素虚之虚寒证，故一旦阳气振复，则易四逆汤之大温大热，而以金匮肾气丸温补肾阳收功。

五、乳腺增生

乳腺增生属于中医学的"乳癖"范畴。其发病原因多与情志、肝郁有关。妇科病的发病原因从根本上说，均在于气血不调，气不能行血则导致血瘀而发生乳腺增生、癥瘕积聚等症，故其治法为调解血、气，平衡五源。具体治法为行血化瘀，疏肝理气，通经，其加味四逆汤在治疗上结合女性生理病理特点，补、调、通、消，互根互用，作用全面，对妇女气血不调、内分泌紊乱引起的乳腺增生起到很好的疗效。

【临床应用】

吕氏[6]采用加味四逆汤治疗乳腺增生186例，其中已婚171例，未婚15例，86例患者均表现为乳房肿块，经前疼痛加重，经后减轻，部分患者伴有月经不调，痛经等症状。查体：乳房两侧或一侧可触及条索状或片状肿块，质韧，表面不光滑，边界欠清晰，有轻度压痛，最大5.5cm×3.5cm，最小1.8cm×1.0cm。予以加味四逆汤治疗。药物组成：柴胡15g，芍药15g，枳实10g，炙甘草6g，痰湿阻滞加半夏、浙贝母、夏枯草；气虚加党参、黄芪；血虚加当归、生黄芪；疼痛加秦艽；气滞加青皮、陈皮；纳差加谷芽、麦芽；热郁肝经加牡丹皮、栀子；血瘀加赤芍、皂角刺；失眠加枣仁、柏子仁、合欢皮；乳癌术后可加白花蛇舌草、半边莲，7剂为1个疗程，连续治疗3个疗程，每日1剂，水煎服。治愈115例，好转59例，无效12例，总有效率93.54%。

按：治疗乳腺增生的具体治法为行血化瘀，疏肝理气，通经，其加味四逆汤在治疗上结合女性生理病理特点，补、调、通、消，互根互用，作用全面，对妇女气血不调、内分泌紊乱引起的乳腺增生起到很好的疗效。

六、经行腹泻

经行腹泻指每逢月经来潮前或值经期，有的女性就会出现有腹泻症状，但是月经过后腹泻也逐渐停止，每月如此，反复发作。

【病案举例】

1. 黄某，女，18岁，未婚。每于月经来潮时，腹痛、腹泻1年，曾服中西药物，收效不佳。B超妇检，子宫及附件未见明显异常。平素怕冷，腰酸，疲倦无力，嗜睡，纳差，腹胀，手足心常汗出发凉，月经后期面色淡，舌淡有齿痕、苔薄白，脉沉细。证属脾肾阳虚。投以四逆汤加减：制附子20g（先煎），生姜10g，当归12g，砂仁10g，茯苓10g，白术10g，甘草5g，大枣5个。每日1剂，连服5剂。二诊时，行经2日，血量增多，色红、质稠，痛减无泻。嘱经后服金匮肾气丸加通脉大生片巩固疗效，随访经痛、腹泻皆除。

按：经行腹泻，历来考虑肝郁脾虚，或湿热。常用解郁燥湿清热之法。然久泄之证，本就伤津耗气，久及伤阳，又每值月经来潮，阳气转衰，阴气渐长之际，阳气不足以固摄而下。本案患者虽只 18 岁，但呈寒盛于内，畏寒肢冷，体倦嗜卧之象，治疗非四逆汤法回阳逐寒不能取效。故肾阳虚者不以年龄判断。

2. 李氏[7]治疗病例，李某，女，20 岁，未婚，1994 年 6 月 4 日初诊。每于月经来潮时，腹痛、腹泻 1 年。曾服中西药物，收效不佳。妇科肛查：子宫及附件未见明显异常。平素畏寒、畏风，手足心常汗出发凉，月经愆期而色淡，舌淡、苔薄白，脉沉细。证属肝肾阴虚。投以四逆汤：制附子 9g（先煎），生姜 10g，甘草 5g，当归 12g，大枣 5 个。隔日 1 剂，连服 3 剂。二诊时附子减半，余药不变，再服 5 剂。三诊时，经水至，行经 4 日，血量增多，色红、质稠，痛减无泻。嘱经后服金匮肾气丸巩固疗效。随访经痛、腹泻皆除。

按：病因病机均为寒盛于内，阳虚于下，故均有畏寒肢冷之象，治疗非四逆汤法回阳逐寒不能取效。方中附子大热有毒，温肾助阳，临证用附子，一须对证，二须慎用，制法、煎法、用量、疗程均须严格把握，取效则停，并以甘草解毒，调和诸药。原方中干姜因嫌其辛烈过猛，以生姜代之。临证时视兼证而加减，总以温阳救逆而不恋邪，祛邪逐寒而不伤正为原则。

七、缩乳证

缩乳证，见晟叔来《增订达生》篇，指乳头收缩内陷之症。多因乳头属肝，肝经受寒，气敛不舒，故至乳头收缩肉里。

【病案举例】

沈氏[8]治疗病例，黄某某，男，34 岁，1986 年 12 月 17 日初诊。两侧乳房内缩，脐眼凹陷，牙关紧闭，神识昏迷，四肢厥逆，冷汗淋漓，手足拘急，爪甲青黑，舌苔白滑，脉象沉细而迟，证属寒邪直中厥阴，纯阴无阳证，急宜驱阴救逆，温中回阳，用大剂加味四逆汤，处方：制附片 30g，干姜 20g，肉桂 10g，吴茱萸 6g，益智、花椒、炙甘草各 6g，另黑锡丹 5g，冲服，同时丹田穴艾条灸 5 壮。服药 2 剂后，厥止阳回，连服 7 剂后痊愈。

按：本病为真阳衰微，寒中厥阴，危在顷刻，非大剂温补纯阳之品，不足以救其逆。故用附片、肉桂、干姜、吴茱萸、川椒回阳救逆，温肾助阳，温散寒湿；益智仁补肾固精温脾而取捷效。

八、妊娠黄疸型肝炎

黄疸型肝炎可分为急性黄疸型肝炎和慢性黄疸型肝炎，根据急性肝炎患者有无黄疸表现及血清胆红素是否升高，将急性肝炎分为急性黄疸型肝炎和急性无黄疸型肝炎。急性黄疸型肝炎根据临床表现可将其病程分为三期：黄疸前期，黄疸期，恢复期。慢性黄疸型肝炎病程连续半年以上，主要症状为无力、食欲缺乏，食后饱胀厌油腻，时有恶心呕吐，黄疸微不足道，且常为轻度而有波动性肝连续肿大与硬度增加，伴随触痛与叩击痛脾肿大，确诊的意义较大。肝功能试验不正常，相对敏感的试验为尿内尿胆素原试验，血清氨基转移酶活性测定，及血清絮状与浊度反应等血清电泳丙种球蛋白酶提升，是提示慢性肝炎的标志。由于女性妊娠期的特殊体质，故应辨证谨慎治疗。

【病案举例】

程氏[9]治疗病例，杨某某，25岁，工人，1983年3月16日由其夫背来初诊。诉妊娠3个月，恶心呕吐近2个月，因剧烈呕吐而住某院治疗，住院10多天后呕吐不止，化验提示黄疸指数19u，GPT 6 751.35nmol/（L·S）而出院，后转求中医治疗。患者面黄肌瘦，形寒怕冷，精神萎靡，气短懒言，呕恶频频，呕出白色痰涎，舌淡红，苔白腻，脉微细。予以：淡附片（先煎）、竹茹、法半夏各10g，茯苓18g，白芍9g，干姜、西洋参（调冲）、柴胡、枳壳各6g，炒粳米、茵陈（煎汤代水）各30g，炙甘草5g，2剂。3月18日家属诉：服2剂药后精神明显好转，呕吐痰涎明显减轻，继续投原方2剂。3月20日复诊：精神振，黄疸减轻，呕吐已止，纳食增加，舌苔转薄，脉细。原方去粳米加鸡内金10g，3剂。3月23日肝功复查：黄疸指数10u，GPT 300.06nmol/（L·S），后续调治20多剂而愈，随访足月顺产1男孩。

按：患者妊娠恶阻，呕吐不止，阴阳两伤，又罹肝炎，故非一般治肝炎之方所能胜任，拟茯苓四逆汤易人参为西洋参，成阴阳双补、攻补兼施之剂，合四逆散疏利肝气；加竹茹、法半夏化痰和胃、降逆止呕；大剂茵陈煎汤代水以清热利湿。共服7剂使病情明显改善，后易他方调治获愈。肝炎本为湿热所致，但本案频繁呕吐，阳气大伤，形寒怕冷，故以附子、干姜大热之品，可见临床贵在变通，不可固执成法。方中附子、半夏且属妊娠慎用之品，但用之见效明显，乃宗《内经》"有故无殒，亦无殒也"之训。

参考文献

［1］史建辉．四逆汤加味治疗痛经85例．河南中医，2001，23（10）：768.

［2］林秀华．补肾温阳法在妇科疾病中的应用．实用中医内科杂志，2007，21（5）：29.

［3］李永健．四逆汤临床新用，中医药研究，2001，17（2）：22.

［4］李华安．唐祖宣运用四逆汤临证拾粹．河南中医，1990，（5）：9.

［5］涂思危．经方验案二则．四川中医，1985，6：50.

［6］吕红叶．加味四逆汤治疗乳腺增生186例．山东医药，2003，43（29）：71-62.

［7］李凤儒．四逆汤新用举隅．山西中医，1999，15（1）：50.

［8］沈才栋．加味汤治疗缩乳证1例．镇江医学院学报，1992，8（5）：19.

［9］程志文．茯苓四逆汤治疗疑难病验案5则．新中医，1996，28（12）：38-39.

第五章

儿 科 病 证

第一节 小 儿 厥 证

厥证之特征为手足厥冷，病机为阴阳两气失去相对的平衡，不能相互贯通。由于厥阴为阴尽阳生之脏，主一身阴阳交接，故各种不同原因所致的阴阳气不相顺接，产生手足厥冷之症多与厥阴有关。四肢为诸阳之本，表里之气相互贯通，则四肢温和，否则厥冷。小儿脏腑娇嫩，形气未充，为稚阴稚阳之体，如热盛阴亏则易动风。故使小儿阴阳调和，尤其重要。

【病案举例】

1. 孙氏[1]治疗病例，刘某，女，70天。患儿母述：患儿几日前突然呕吐，呈喷射状，发作频繁，一日后患儿惊厥抽搐，诊为"幽门肥大性狭窄"，经抢救后抽搐停止，呕吐次数减少而来诊。诊见患儿面色青白，双目呆滞无光，睡而露睛，肌肤松弛，哭声低长无力，不乳，饮入即吐，大便稀而有乳瓣，身热汗出，手足厥冷，脉微。予以人参、熟附子、干姜、炙甘草、五味子。因其剧烈呕吐，导致液体失衡，代谢紊乱，在服药同时配合液体疗法。本方2剂后热退，手足转温、吐减、哭声大作，继以香砂六君子汤调服而安。

按：小儿呕吐剧烈，加之腹泻，轻则伤及脾阳，重则伤于肾阳，阳伤则不敛欲脱于外，致肌表不固，腠理开泄，津液外脱而见汗出；阳虚生外寒，生阳之气不达于四肢，故见四肢厥冷；阳虚阴盛，盛阴格虚阳于外，而见身热；少阴肾阳既虚，则脾胃中阳亦衰，饮食失于腐熟温化，故腹泻而见奶瓣。此患儿不仅阳气受损，而且阴津内耗，阴阳两虚，筋脉失于温养柔润，故见四肢拘急挛紧，阳气虚衰，无力鼓动血脉，故脉微。患儿虽有津液之耗，但仍以亡阳为主，故以四逆汤加味，急救回阳，益气生津，阳固津敛，阳生阴长，不治阴而阴亦复还。

2. 孙氏[1]治疗病例，龙某，男，50天。患儿自出生后即不会哭，亦不乳，骨瘦如柴，肌肤甲错，手足不温，小便清长，靠喂饮糖水度日。患儿足月顺产，发育正常，无先天性疾患，营养不良。予以四逆汤加人参，1剂后四肢转温，哭声大作，改服八珍汤，后病愈。

按：此例患儿其母体瘦身弱，故患儿先天禀赋不足，且后天营养失调，以致脾阳肾阳虚衰，气血两亏，阳亡液脱，津液内竭，治以四逆汤加人参以回阳救逆，生津益血，重用人参、附子以启下焦之阳，温中焦之气；服八珍汤，气血双补，以助脾土之后天之本。

第二节　小儿发热

发热是多种疾病的常见症状。小儿正常体温常以肛温36.5～37.5℃，腋温36～37℃衡量。中医学认为小儿为稚阴稚阳之体，如果处理不当，会导致小儿死亡或后遗症，如癫痫等。此外，小儿高热还会导致小儿电解质失调，发生脱水而引起酸中毒。

【病案举例】

王氏[2]治疗病例，唐某某，女，2岁。1983年4月5日诊。患儿因发烧，烦躁2天而住院。查体温41℃。经补液，用青霉素等药治疗共3天，热仍不退。突然冷汗淋漓，四肢厥冷，转中医治疗。证属热盛伤阴，阴脱阳浮，急用益气潜阴之四逆汤加味：红参10g，肉桂、五味子各6g，附片9g，黄芪12g，龙骨30g，牡蛎30g，甘草3g，煎水频频灌服，服药后当日下午6时患儿手足得温，肌肤有热感，诸症减轻，以原方去肉桂加太子参9g，服后次晨诸证减去大半，即以调理脾胃之品3剂回家调理，随访患儿痊愈。

按：病儿因热盛伤阴耗气，导致汗出淋漓，四肢厥冷，故用四逆汤加味以固阴潜阳，使阴平阳秘，精神乃治，并用调理脾胃之品以助生化之源，故得痊愈。

第三节　小儿秋季腹泻

小儿秋季腹泻系轮状病毒侵入肠道而引起的腹泻病。临床上早期可出现呕吐。上呼吸道症渐至腹泻，每日10余次，量多，呈黄或浅黄色，水样或蛋花样，无腥臭味，常伴脱水酸中毒。舌质胖淡或嫩，苔白腻，脉络青暗，病程约3～8天，少数更长。属中医学"下利"的范畴。

【临床应用】

莫氏[3]采用四逆汤加减治疗小儿秋季腹泻60例，均予以四逆汤加藿香、陈皮、五倍子、石榴皮等治疗。其中制附片3g，炙甘草3g，干姜、藿香、五倍子、陈皮、石榴皮、茯苓各5g，水煎200mL。根据脱水情况，以煎液内溶解口服补液盐（按补液盐配制浓度要求配制），多次喂服。食粥，禁食脂肪，未断奶者仍可给予母乳喂养。其中治愈 40 例，有效 16 例，无效 16 例，总有效率 93.33%。

　　按：本病病因为感受寒邪，由表传里，或直中两种情况，有论云："……要之至病重者，则直中，传变，症治无一，俱皆以脉微细沉，心烦欲寐，自利而渴（此渴为津脱之故。程氏谓上热，误矣），厥冷外热等，为其正症。"而四逆汤以温经回阳，实系对治。四逆汤中以制附片、干姜为主，为大辛大热之物，少阴利乃因里寒甚而湿乘之故。又经云："外感六浮，欲传入里，三阴实而不受，逆于胸中，天分、气分窒塞不通。而或哕或呕，所谓壅塞也。三阴者，脾也。故必破气，干姜、陈皮、藿香之类，泻其壅塞。"故方选用四逆汤加藿香、茯苓、陈皮、五倍子、石榴皮等。诸药合用，能散寒、除湿、回阳、止泻等。

第四节　新生儿硬肿症

　　新生儿硬肿症是新生儿期多种原因引起周身或局部皮肤和皮下组织变硬、水肿及多器官功能低下的综合征，常见于早产儿。治疗均采用复温－抗炎－防休克及弥漫性血管内凝血等综合措施，病死率在 40% 左右。采用中西医结合治疗新生儿硬肿症，效果明显优于单纯西医药治疗者。

　　【临床应用】

　　陈氏[4]采用中西医结合治疗新生儿硬肿症 62 例，62 例新生儿硬肿症均发病于冬春寒冷季节，年龄在 1～4 天。均有不同程度的体温不等（31～35℃），反应差，不吃不哭，局部或全身皮肤水肿、变硬。治疗组（四逆汤）42 例，男婴 22 例，女婴 20 例，轻型 25 例，重型 16 例，早产儿 30 例，合并新生儿肺炎 12 例。对照组 20 例，男婴 9 例，女婴 11 例，轻型 14 例，重症 6 例，合并新生儿肺炎 4 例。2 组患儿均采用暖箱复温，给氧，能量合剂，予抗生素防治感染，肾上腺皮质激素，纠正电解质紊乱及酌情给予血浆、鼻饲等综合治疗措施。治疗组 42 例在上述基础上，给予四逆汤加味治疗。基本组方：制附子 1g，炙甘草 2g，干姜 0.5g，当归 3g，红花 2g，丹参 2g，大枣 1 枚。并发肺炎者加用五味子 1g。每剂药浓煎为 20mL，分 2 次鼻饲或口服，每日 1 剂。对照组不用中药。四逆汤组 42 例，其中 38 例治愈，治愈率 90.5%。硬肿于服药 3 天后开始消退，至痊愈，死亡 6 例。对照组 20 例，治愈 13 例，硬肿在 4～6 天开始消退，最后治愈，死亡 7 例，治愈率为 60.5%。从上述看出，两组病情相似，而治疗组治愈率明显高于对照组。

　　按：新生儿硬肿症多因先天禀赋不足，气血未充，元阳不振，卫气不固，或早产儿护理不当保温较差复感寒邪所致。寒为阴邪，最易伤人相气，特别是寒邪直中脏腑，伤及脾肾之阳，使阳气不得温煦肌肤四末。阳虚则寒，寒凝则气滞，气滞则血瘀。《内经》云："寒邪客于经络之中，则血泣，血泣则不通。"四逆汤由附子、干姜、炙甘草组成。方中附子回阳救逆，温中散寒，辅以干姜以助药力而通脉，配以炙甘草补中益气。同时加用当归、丹参、红花活血化瘀，祛瘀生新，消肿止痛。治疗组应用四逆汤加味治疗硬肿症，治愈率达 90.5%，明显高于对照组。两组死亡原因均为肺出血与弥漫性血管内凝血。治疗组死亡率为 7.6%，明显低于对照组。现代药理研究表明，丹参、红花、当归为活血化瘀之类药，具有扩张血管、抗凝、减少血小板凝聚、增加血流量、改善毛细血管通透性及微循环的作用，故可减少硬肿症发生肺出血和弥漫性血管内凝血的发生，是提高本病治愈率、降低死亡率的有效方法之一。

第五节　小儿病毒性心肌炎

病毒性心肌炎是指人体感染嗜心性病毒，引起心肌非特异间质性炎症。可呈局限性或弥漫性。病程可以是急性、亚急性或慢性。急性病毒性心肌炎患者多数可完全恢复正常，很少发生猝死，一些慢性发展的病毒性心肌炎可以演变为心肌病。部分患者在心肌疤痕明显形成后，留有后遗症表现：一定程度的心脏扩大、心功能减退、心律失常或心电图持续异常。

【临床应用】

俞氏[5]采用四逆汤与大剂量维生素 C 治疗小儿病毒性心肌炎，全部病例随机分为两组。治疗组 113 例，男 76 例，女 37 例；对照组 100 例，男 71 例，女 29 例。治疗组：在常规治疗的基础上给予四逆汤：熟附子15g，干姜6g，炙甘草6g。诸药共碾细末，按1g/（岁·次），3 次/d，温开水冲服；同时给大剂量维生素 C 500mg/（kg·d）加入 10% 葡萄糖液150~250mL 中静脉滴注，不用地塞米松。对照组：给予常规治疗，静脉补液、能量、维生素 C（100mg/（kg·d）），重症加用地塞米松。2 组疗程均为 14 天。2 组患者均不使用抗心律失常药。其他对症处理相同。治疗组痊愈 96 例，有效 7 例，无效 10 例，总有效率 91.15%；对照组痊愈51 例，有效 15 例，无效 34 例，总有效率为 66%。两组比较治疗组疗效优于对照组，有显著性差异（$P < 0.05$）。

按：目前，对小儿急性病毒性心肌炎的治疗多采用卧床休息，结合心肌代谢营养药，配合激素、抗心衰等综合治疗，一般轻型者疗效较好，但对于中、重型者易致病程迁延且反复发作，形成慢性心肌炎。近年来的研究表明病毒性心肌炎与氧自由基损伤有密切关系，它可以致血液黏度升高，肺循环障碍，影响换气功能，加重心肌缺氧。心肌细胞缺氧，则不能使细胞色素氧化酶还原，却形成氧化性很强的超氧阳离子自由基，作用于心肌细胞膜脂质的不饱和脂肪酸，氧化生成过氧化脂质，心肌细胞膜受损，使细胞外大量 Ca^{2+} 流入细胞内，结果使心肌细胞损伤致心肌坏死。近来动物实验研究提示：四逆汤对缺血性心肌有保护作用，即可以改善缺血心肌的血供；阻止缺血引起的脂质过载化反应；可清除氧自由基；可提高缺血心肌超氧化物歧化酶活性。研究证明大剂量维生素 C 能使血液保持在清除氧自由基和降低脂质过氧化作用的有效浓度范围内持续起作用。两者合用对改善心肌缺血缺氧，清除氧自由基和降低脂质过氧化作用有较好的协同作用。对于两者合用的确切机制尚需进一步深入研究和探讨。

第六节　夜 游 症

"夜游症"也称"睡行症"。该症曾被称为"梦游症"，该症同夜梦无关。大多在入睡后 1~3 小时内发生。发作时儿童（或者成人）睁眼凝视，坐起，下床行动。一般不会碰到或摔伤，有时还能做较复杂的事情，如扫地、倒水等，行动几分钟至半小时后又回到床上入睡或醒来时发现自己在黑暗中即哭喊起来。患者一般时候不能回忆自己睡着时所发生的一切。严格地讲，夜游症属于意识内容障碍。中医学认为其与某些原因所致的心阳不能潜藏有关。

【病案举例】

龙氏[6]治疗病例，农某，男，4 岁，1986 年 4 月 1 日初诊。患者自1985 年 10 月起，入夜尚能安睡，但至 11 点至次日凌晨 2 点这段时间里，常常突然爬起，摸床沿光脚板在地上行走，大约 5~10 分钟左右又上床自行入睡，白天一切正常。曾到某人民医院诊治，诊为"夜游症"。给予盐酸氯丙嗪、地西泮、鲁米那等药，服药期间夜能安睡，但一停药则症状复发，遂改中医诊治，前后更医十数人，服药不下百余剂，皆无效。曾有一老中医见病孩屡发于夜，且神倦、纳差、面色无华，四末微冷，舌淡胖、苔薄白、脉细。考虑属体虚阴盛，阳气不足，心阳不能潜藏之夜游症，故予四逆汤，药至第 3 剂，病孩虽夜起游走的时间缩短，但却增加了交替出现一阵静卧，一阵低声乱言的躁动现象，其父疑病情加重，该医亦自疑投药有误，匆匆带小孩前来求治。查看以往病历，夜游症之诊断皆同，但立法各异，有以心脾血虚神不守舍而投归脾汤者；有诊属肝肾阴虚而投给六味者；有断为火热内扰心肝而给朱砂安神丸者，亦有仿王清任"夜梦多血瘀"，而投给血府逐瘀汤者，有的还给服甘麦大枣汤者，一诊治之医众，服用之方多，可皆未出现像此次服四逆汤后静躁交替之症状，何也？四诊合参，确属阴盛阳虚、神不守舍之夜游症，故断定医投四逆无误。至于药后静躁交替，又不知如何解释，苦思良久，猛想到病孩发于夜 11 时至凌晨 2 时，恰值阴阳交替之子时，是否属阴证在阴时服用回阳之味，阳气振复，与阴抗争，阴来阳往一时不调之证？遂仿岳美中于子午时用小柴胡汤调和阴阳一法，于四逆中加小柴胡汤。处方：附子 6g，干姜 6g，甘草 3g，黄芩 6g，柴胡 6g，法半夏 3g，党参 6g，生姜 3g，大枣 3 枚，煎服 2 次后，当夜安睡，不再见夜起游走，亦无躁静交替，病有好转，效不更方，继进 4 剂，后改四君子汤加减调理，近年多次随访，未见复发。

按： 此案病例最大的特点是患儿发病有一定的时间特点，故经辨证和分析，治疗的最大特点体现了"因时制宜"的原则，在子午时间给予四逆汤加小柴胡汤，可收到较好的疗效。

参考文献

[1] 孙艳茹. 四逆汤治验二则. 中国民间疗法，1999，(3)：29.
[2] 王启田. 四逆汤加味治疗小儿发热伤阴. 四川中医，1999，(3)：13.
[3] 莫怀山. 四逆汤加减治疗小儿秋季腹泻 60 例. 中国中西医结合急救杂志，2006，13 (5)：262.
[4] 陈胜兰. 中西医结合治疗新生儿硬肿症 42 例. 黑龙江中医药，1995，(1)：20.
[5] 俞洁. 小儿病毒性心肌炎 113 例的治疗探讨. 工企医刊，1999，12 (6)：9-10.
[6] 龙锦. 夜游症治验一例. 甘肃中医学院学报，1992，11 (4)：38.

第六章

男科病证

第一节　阴缩证

阴缩泛指前阴内缩，包括男子阴茎、阴囊、睾丸上缩，及妇人阴户急，痛引入腹。男子阴茎内缩，亦称缩阳。多由厥阴经受病而致，寒证居多。清·林佩琴《类证治裁》云："缩阳证乃肝脉受寒，四逆汤加人参、肉桂主之。"

【病案举例】

杨氏[1]治疗病例，熊某，男，58岁，理发员。1978年12月10日初诊。1977年10月8日，曾于遗精后用冷水洗澡。近年来阳痿不举，入睡后，时有少腹疼痛，阴茎内缩感。1978年12月10日少腹痛甚，阴茎内缩。脉沉细，舌淡苔白。此乃肾阳不足，寒邪入侵。治宜温经散寒，补肾助阳。予以：生附子6g（先煎1小时），干姜5g，炙甘草6g，党参30g，肉桂5g，北细辛3g，小茴香6g，韭菜子6g，巴戟天10g，北枸杞子10g。水煎服，每日1剂。服药3剂，少腹疼痛已止，阴茎内缩消除。但阳物不举，予上方生附子易熟附子10g，加龟板胶12g（烊化），水煎服，每日1剂。又服3剂，阴茎内缩未见复发，阳物勃而不坚。患者年近花甲，阳气日衰，拟金匮肾气丸合龟鹿二仙膏缓药图功。

按：病者素患阳痿，肾阳不足，冬月严寒，寒袭厥阴。清·王宏《望诊遵经》云："阴茎缩入者，足厥阴之经伤于寒。"故少腹疼痛，阴茎、阴囊内缩。关元为任脉所过，阴茎为宗筋所聚，太阴阳明所合，肝脉所循，督脉络之，带脉束之，冲任渗灌之。急灸关元，悬灸龟头，温经散寒，振奋肾阳，顿挫病势。取四逆汤加味，温肾散寒，补气壮阳。内外合治，相得益彰，取效甚捷。

第二节　慢性附睾炎

慢性附睾炎多由急性附睾炎未彻底治愈转化而来，或由慢性前列腺炎、慢性精囊炎并发所致。它通常无症状，除非有急性发作的情况，此时可出现局部不适，病人可触及阴囊内有一肿块，附睾增厚并增大，有或无压痛。属中医学"子痈"的范畴。故中医学认为慢性附睾炎的治疗应以软坚散结、理气活血通络为基本大法。在慢性期，气滞有阴虚气滞、血瘀气滞、气虚气滞等不同证型。故要分型论治才能达到较好的疗效。

【临床应用】

倪氏[2]认为临床患者主要表现为附睾有结节，睾丸坠胀隐痛，特别是站立或劳累、房事后加重，休息后明显缓解。盖动则气耗，即使有的患者形体壮实，舌苔比较厚腻，可辨证为局部气虚证，属气虚血瘀型慢性附睾炎，一般以外科四妙汤合四逆汤加减。药物组成：炙黄芪、当归、金银花、柴胡、枳壳、浙贝母、皂角刺、炮穿山甲、王不留行、泽泻、煅牡蛎、猫爪草等。方中炙黄芪用量要大，一般30g以上。如果舌苔比较厚腻，可加黄柏、半夏、藿香、佩兰等。

按：气虚痰瘀型慢性附睾炎，治疗应以益气祛痰为主，四妙汤合四逆汤主扶正，温阳以益气，同时加减兼以达到祛痰治瘀的目的。

参考文献

［1］杨振明. 四逆汤加味治疗阴缩证. 四川中医，1990，12（5）：33.
［2］倪良玉. 慢性附睾炎的辨证治疗. 吉林中医药，2008，28（1）：16.

第七章

耳鼻喉科病证

第一节 咽喉科疾病

一、喉癌

喉癌是来源于喉黏膜上皮组织的恶性肿瘤，本癌的发生与吸烟、酗酒、长期吸入有害物质及乳头状瘤病毒感染等因素有关。属中医学"咽痛"范畴。

【病案举例】

张氏[1]治疗病例，孙某，男，40岁。1972年喉痛严重，延至1973年底，咽喉肿胀破溃，生出许多瘤状物，疼痛难忍，严重阻碍呼吸，每日只能以米汤充饥。身体极度虚弱，已无法坚持工作。西医诊断为喉癌，患者面色晦黄，精神萎靡，颧赤，手足小温，恶寒喜接近热源，喉部即感烧灼疼痛，脉象沉紧，舌淡、尖边赤、苔白腻。诊为"少阴咽痛"，予以四逆汤加味，处方1：川附片200g，川干姜40g，茯苓30g，肉桂15g（冲细），砂仁10g，川甘草20g，大枣30g。处方2：川附片120g，川干姜30g，肉桂10g（冲细），益智30g，茯苓20g，大枣10枚，槟榔6g（去壳捣碎），川甘草20g。处方3：川附片80g，川干姜20g，茯苓15个，白术20g，桂枝20个，杭芍10g，砂仁6g，甘草6g，大枣10枚。经过半年多的治疗，患者已复职上班。

按： 此症由于寒邪入足少阴经，中气运化失权，逼龙雷之火上浮所致。按上述方剂随症加减，可起到预期的疗效。

二、咽干症

【病案举例】

1. 张氏[2]治疗病例，陈某，咽喉干燥，其人而目无神，口中无津液，甚至口糜，怕冷，不思茶水，舌质淡红、无苔，脉沉细，椒、姜、炒花生、炒瓜子都在禁食之列。故予以炮姜叶草汤试服之，无不良反应，再予以四逆汤。3味药剂量各60g连服4剂，咽喉干燥等症悉愈。

虽吃煎炒辛辣食物，亦未复发。

按： 由以上种种病情来看，此由肾中真阳不足，不能启真水上升而致；又少阴肾经循咽喉，挟舌本，故遵郑氏真水不上升之意，先以炮姜叶草汤试服之，无不良反应，随即以大剂四逆汤治之。

2. 翟氏[3]治疗病例，严某某，男，63岁，1997年9月3日初诊。2年前，曾因外感发生音哑、咽痛、咽痒、咳嗽等症，中西药治疗，留下咽干、咽痛症，时时干咳1~2声。2年来，润喉片一直不离身，每天要吃1~2盒润喉片（不时含化），否则，咽喉干燥疼痛，不能忍受。症见：咽干、咽痛、咽痒，不时干咳几声，大便时时稀溏，小便清长，口干不欲饮水，泛酸，或吐清口水，食欲不佳，咽喉部没有红肿溃破，舌淡红、无苔，脉沉而弱。辨治：少阴之脉络咽喉，少阴阴虚，津液亏损，故见口干、咽燥。治以玄麦甘桔汤合六味地黄丸加味，药用玄参、麦冬、桔梗、甘草、山药、泽泻、山茱萸、生地、板蓝根、射干。每日1剂。二诊：服药后，咽喉更干更痛，不能忍受，再仔细验看以前医生的处方，都在养阴清热利咽药物上加减，也一直未有效果。看来，上次辨证是不正确的。再仔细询问病人，告知有时半夜会因为咽干、咽痛而醒。此时，若喝一点滚烫的茶水，疼痛就会减轻或消失，能再度入睡。若随便喝一点凉水，则会一直疼痛下去。平时饮食也是喜温热、软食。故重新辨证：温补肾阳，引火归源。用药：制附片15g，肉桂5g，炙甘草15g，半夏10g，桔梗15g，米醋1匙（兑）。取汁60mL，日服次数自定，量少次多，徐徐推进。三诊：药后咽干、咽痛、咽痒均减轻，效不更方，前方再进4剂，每日当茶饮用1周而愈。

按：《伤寒论》第十一条曰："病人身大热，反欲得近衣者，以热在皮肤，寒在骨髓也；身大寒反不欲近衣者，以寒在皮肤，热在骨髓也。"在临床辨证中，其寒热虚实的真谛，往往由病人的"欲"和"不欲"反应出来。本案的辨证关键，即在于半夜疼痛，欲饮热水，反映了病在阳虚的本来面目。咽干、咽痛，均是虚火上浮之象，治以引火归源。一但辨证不误，治愈也就指日可待了。

三、失音

由喉部肌肉或声带发生病变而引起的发音障碍叫做失音。症状为患者说话时声调变低，声音微弱，严重时发不出声音。失音应从病之新久、发病缓急及临床表现区分外感或内伤。外感有风寒、风热、痰热之异，内伤有肺虚、肾虚之别，宜详加审视。

【病案举例】

1. 李氏[4]治疗病例，王某，女，29 岁。1985 年 5 月 16 日初诊。患者失音 23 天，加重 6 天。28 天前咽喉肿痛，吞咽碍食，发热（体温 38.6℃），头痛，干呕，其频吐清涎，胸闷，纳呆，舌质淡，苔白滑润，脉象沉细。诸证当属寒邪郁遏，阳气不通，治当温通阳气，方用四逆汤加减：乌附片 10g，炒干姜 10g，炙甘草 6g，连须葱白 10cm。水煎待温服，另用乌附片 10g 伴以白蜜入碗中搅匀放锅内蒸透徐徐含咽其汁。服第 1 剂后，偶能发出一二句声音，胸闷减轻，饮食及茶水不再咳呛。第 2 剂服后，频吐清涎顿失，语音清晰渐壮。3 剂服完，说话声音恢复正常，惟觉胃纳呆滞，继用原方加白蔻仁 6g，炒麦芽 12g 以醒脾和胃。

按："失音"之证，有虚有实。实邪为窍闭，可因风寒、火邪、气逆、痰涎所致；虚邪则有伤肾、伤心、伤胆、伤脾之分。清·《张氏医通》在"诸气·门喑"中指出："失音，大都不越于肺……一盖暴喑总是寒包火邪，或本内热而后受寒，或先外感而食寒物……。"事例乃过进寒凉之品[5]，以致寒凉郁遏胸中，痰浊中阻，阴霾弥漫，阳气失宣，故用通脉四逆汤略为变通，扶阳抑阴，温经通阳而失音得愈。

2. 饶氏[5]治疗病例，刘某某，女，36 岁，1984 年 12 月 7 日初诊。半年前，因外感引起急性咽喉炎，未能根治，每遇外感或教学繁忙辄发。发时咽喉干燥灼热疼痛，吞咽尤甚，喉内发痒，声音嘶哑。经市医院耳鼻咽喉科诊为咽喉炎。所经医者，均投以抗生素等西药，仍乏效，又转中医诊为喉喑，迭用苦寒泻热之中药多剂，亦屡不见效。近 1 个月，声嘶加重，不能讲话，脘痞纳呆，背部与四肢发凉，转中医诊治。诊见：形体瘦弱，面色不泽，双目少神，舌体胖嫩，边有齿痕，舌质淡，苔腻而滑，脉沉细。证属风寒外束，失于宣散，寒邪内闭，本寒标热之喉喑，治法温经散寒治其本，清热利湿治其标。方用四逆汤加减：麻黄 6g，附片 15g（先煎），细辛 3g，大黄 3g，青果 10g，法半夏 6g，僵蚕 6g，甘草 3g。水煎温服，服药 2 剂后声哑稍有好转，仍不能发音说话，胸脘得舒，背寒已除，四肢渐转暖和，药已中病，宗原方去大黄，加沙苑蒺藜 9g，菟丝子 9g。服药 7 剂，声哑明显减轻，发音较前稍高，仍宗原方去细辛、青果、法半夏，加党参 24g，山药 24g，玉蝴蝶 9g。服药 7 剂，声音清晰，说话正常。随访观察，至 1986 年 6 月，病未复发。

按：本例失音患者，证属风寒外束，失于宣散，苦寒早投，致寒邪内闭、客于少阴、上逆会厌，此即朱丹溪云："风冷能令人卒失音。"当疏风散寒，使肺气得宣，气机调畅，音哑自愈。然而前医重清凉、失疏解，专以苦寒清热为事，致寒邪内闭，酿成失音。因此，治用四逆汤去干姜，加细辛，以温散肾经之虚寒；加麻黄疏解在表之寒邪；反佐大黄清泻少阴之标热；配半夏以辛散开结；青果利咽；僵蚕散结与利咽。药用9剂，标热得去，肾阳有来复之机，此时去细辛、半夏、大黄、青果，加党参、怀山药、玉蝴蝶、沙苑蒺藜、菟丝子，温补脾肾，佐以利咽，药再进7剂，热除寒散，肾阳得复，而失音自愈。

四、慢性咽炎

慢性咽炎是咽黏膜慢性炎症。以咽部不适，发干、异物感或轻度疼痛，干咳，恶心，咽部充血呈暗红色，咽后壁可见淋巴滤泡等为主要临床表现。慢性咽炎患者，因咽分泌物增多，故常有清噪动作，吐白色痰液。属中医学"喉痹"的范畴。多因肺肾亏虚，津液不足，虚火上炎，循经上蒸，熏蒸咽喉所致。

【临床应用】

王氏[6]采用四逆汤加味治疗喉痹30例，其中男13例，女17例，结果治愈26例，好转4例，无效0例。

【病案举例】

1. 李氏[7]治疗病例，张某，男，45岁，干部。1994年4月20日初诊。患者2年前迎风讲演，导致声音嘶哑。西医诊为：咽炎、声带麻痹。多方医治，效不明显。现音哑不能长久讲话，喉部有寒凉之感，唾液多而冷，口淡不渴，舌淡、苔薄白润，脉细。细问病史，患者平素易患感冒，多汗、畏风。脉症合参，诊为阳虚寒阻。处方：附子9g（先煎），生姜6g，甘草5g，桔梗10g，葛根15g，大枣10个。隔日1剂，连服5剂。一诊：音哑减轻。二诊：已知渴，附子用量减半，继进5剂。三诊：声音基本正常。诸症皆去，嘱米酒送服六味地黄丸1个月，未再复发。

按：《素问·阴阳别论篇》"一阴一阳结，谓之喉痹"，辨治的证结在于如何辨其阴阳。其多因肺肾亏虚，津液不足，虚火上炎，循经上蒸，熏蒸咽喉所致。一般治疗此症：因其咽红肿痛，多诊属阳热，或早期不够重视，过食生冷；或药用甘寒，失治误治；或体质虚弱、久病不愈，反复为患。其实"口内少实火"虚火上炎，郁结于喉，过用寒凉，更致寒邪深入少阴，致肾中阳气衰微，阴阳之气不相顺接，外则四肢厥逆，恶寒蜷卧，神疲欲寐，咽部不适；内则呕吐不渴，腹痛下利，舌苔白滑，脉象细弱。这不仅肾中阳气衰微，更致心脾阳气亦衰，阴寒独盛。《素问》"阴气衰于下，则为寒厥"，故此症病根在于心肾阳虚，无根之火上扰，主症在于喉部气血痹阻，治疗关键在于温肾壮阳，引火归源。

2. 陈氏[8]治疗病例，患者咽痛间作三四年，发作则咽痛缠绵，痛势不剧。应用抗生素治疗，疗效不显著，并且病情反复发作。西医诊为"慢性咽炎"。初诊：患者形体虚弱，脉微细。追问平素怯冷体倦，辨为阳虚内寒之咽痛，病在少阴，予四逆汤加桔梗，3剂而愈，平时服金匮肾气丸，咽痛数年未发作。

按： 关于四逆汤的证治要点，畏寒肢冷，体倦嗜卧是关键。四逆汤是少阴病主方，正如张仲景之明训"少阴病，脉微细但欲寐"，对于君药"附子"的用量，若为阳证，即使剂量很小也易中毒；阴证时，即使剂量很大也未见不适，正所谓有是证用是药。甘草、干姜与附子同煎可使附子毒性大减。大剂四逆汤不宜久服，因附子辛燥，劫液动火，易犯疮毒，并多使毛发焦干。综上所述，以四逆汤为首的温里回阳法，开后世治疗阳虚内寒证之先河。使用得当，能在临床发挥巨大作用，使许多看似复杂的疑难杂症迎刃而解，不但形成后世的医学流派，更造就了众多温热派名家，这是仲景学说对人类的一大贡献。

第二节　鼻科疾病

一、过敏性鼻炎

过敏性鼻炎又称变应性鼻炎，是鼻腔黏膜的变应性疾病，并可引起多种并发症。另有一型是由非特异性的刺激所诱发、无特异性变应原参加、不是免疫反应过程，但临床表现与上述两型变应性鼻炎相似，称血管运动性鼻炎或称神经反射性鼻炎，刺激可来自体外（物理、化学方面），或来自体内（内分泌、精神方面），故有人看作即是变应性鼻炎，但因在机体内不存在抗原-抗体反应，所以脱敏疗法、激素或免疫疗法均无效。

【病案举例】

黄氏[9]治疗病例，田某，男，30岁，1997年7月10日初诊。主诉：打喷嚏，流清涕，反复发作10年。10年前喜好剧烈运动，大量汗出后，稍遇风寒，即打喷嚏，流清涕，鼻塞，时重时轻，反复发作，迁延至今。刻下：晨起喷嚏不断，涕清量多，泪液亦多，动则汗出，恶风而无发热、头痛，记忆力明显减退，舌质淡白苔薄，脉沉微缓。查外鼻腔微红，内鼻腔肿胀，黏膜呈淡白色，鼻中隔右偏。曾服中药银翘散、桑菊饮类，或辛夷、苍耳类，或桂枝汤类。诊见：患者虽涕泣、喷嚏不断，但无发热头痛。而病延已久，动则汗出，时轻时重，辨证当为肺气虚，肺阳不足，久病入肾，损及脾肾。治宜从补肺、脾、肾之阳入手，以四逆汤加姜、桂治之。方药：桂枝、附片各12g，干姜15g，生姜6片，炙甘草10g，3剂，温服，每日1剂。上方3剂后，打喷嚏、流清涕大减，仅口腔微燥，欲饮不多。继用上方7剂后，无喷嚏，清涕仅少许，鼻已通畅，微恶风，更以玉屏风散6剂，巩固疗效，竟获痊愈。1年后，追访未再复发。

按： 过敏性鼻炎与风寒外感相似，但无发热、头痛等症。临床上辨证为肺气虚，多以温肺止流丹、玉屏风散治疗，效果不理想。《素问·宣明五气论》曰："五气所病……肾为欠，为嚏。"《证治准绳》说："清涕者，脑冷肺寒所致，皆责之肺，肾不足"，嚏本水寒所作，肾经通于肺，肾寒故嚏不休，肺气不足，卫外不固而恶风，汗易出，肺气不宣而鼻塞，阳气力薄不能收束津液而清涕量多，泪多。病程日久易累及脾肾，况且，肺气充实，有脾气输布，而气之根在肾，脉沉微缓乃阴盛之象。气者，阳也；涕、泪者，液也，阴也。阳弱则阴盛，治宜补阳抑阴。四逆汤乃仲景回阳救逆之主方，大补中焦、下焦之真阳，生姜、桂枝扶上焦之阳，阳气足则水寒之邪亦缓，此乃益火之源以消阴翳也，如日出而雾开云散矣，故可获效。

二、鼻衄

鼻衄即鼻出血，是多种疾病的常见症状之一。它可由鼻部损伤而引起，亦可因脏腑功能失调而致。鼻出血多为单侧，亦可为双侧，可间歇反复出血，亦可为持续出血，出血量多少不一，轻者仅为涕中带血，重者可引起失血性休克。反复出血可致贫血。多数出血可自止或将鼻捏紧后停止。中医学关于本病的论述散见于"红汗"、"经行鼻衄、"倒经"、"逆经"、"鼻大衄"、"鼻洪"等。

【临床应用】

晏氏[10]采用四逆汤加减结合鼻塞填充治疗老年鼻衄60例，其中治愈46例，占76.6%；有效12例，占20%；无效2例，占3.4%，总有效率96.6%。

【病案举例】

李氏[11]治疗病例，张某某，女，46岁，农民。反复发作鼻出血淋漓不止已半年有余，血色淡红、质稀，遇冷出血次数增加。近来血中间有牛奶样分泌物，且伴有微言少语，倦怠乏力，遂来就诊。初诊：鼻出血约50mL，色淡质稀。面色㿠白，气短声低，形寒肢冷，精神萎靡不振，咳嗽吐痰带血丝。近2个月来，月经淋漓不断，色淡红质清稀，舌质淡、苔薄白，脉沉微细。观其脉症相合，纯属一派阳虚之象，治宜温阳摄血，予四逆汤治之：炮附子、炮姜各9g，炙甘草6g，2剂，水煎服。二诊：服上药后，诸证均减，效不更方，守上方2剂。三诊：诸症已愈，惟觉口苦咽干，舌面偶生小疮。改投导赤散加炮附子12g，2剂。后经随访未见复发。

按： 鼻衄一证最早见于《内经》，始称"衄"，与肺、胃、肝、肾、脾关系较密切。如《灵枢·百病始生》："阳络伤则血外溢，血外溢则衄血。"另《诸病源候论·卷二十九》："凡血与气，内荣脏腑，外循经络，相随而行于身，周而复始。血性得寒则凝涩，热则流散。而气，肺之所生也，肺开窍于鼻，热乘于血，则气亦热也，血气俱热，血随气发出于鼻，为鼻衄。"《景岳全书·卷三十》："衄血之由内热者，多在阳明经，治当以清降为主。微热者，宜生地、芍药、天冬、玄参或局方犀角地黄汤、生地黄饮子、麦门冬散之类主之。"《证治汇补·卷之二》："脾为后天之本，三阴之首也。脾气健则元气旺而阴自固；肾为先天之本，三阴之蒂也，肾水足则龙火潜而阴亦宁。故血证有脾虚者，当补脾以统其血，有肾虚者，当壮水以制其阳，有肾中阳虚者，当益火以引其归，能于三法而寻绎之，其调摄血门一道，思过半矣。"《医法圆通·卷二》："鼻衄一证阳虚居多，十居八九。天包乎地，气统乎血，气过旺，可以逼血外越，则为阳火。气过衰，不能统血，阴血上僭外溢，则为阴火。阳火，其人起居，一切有神；阴火，动静起居，一切无神。"四逆汤出自《伤寒论》，原为治少阴寒化证而设，并有治疗鼻衄的记载。本证脉症合参，纯属阳虚失固，故上则衄鼻，下则月经淋漓。《内经》云："阳密则固。"故选用四逆汤，把原方中干姜改为炮姜，且倍用之，加强通阳止血之功。生附子大辛大热，温肾复阳，但有毒，今改用炮附子，减其毒性，炙甘草甘缓和中，温养阳气，一则可以缓姜附之燥性，二则能补中益脾，协助姜附发挥温阳固脱止血之力。诸药相合，共奏温阳，振血之功。

参考文献

[1] 张存悌．火神派名家医案选（4）．辽宁中医杂志，2008，35（10）：1586.

[2] 张存梯．唐步祺医案（上）．辽宁中医杂志，2008，35（4）：603.

[3] 翟慕东．四逆汤类方治疗疑难病证4则．实用中西医结合临床，2002，2（1）：31－32.

［4］李德成．通脉四逆汤治寒遏失音．四川中医，1989，(5)：27－28.

［5］饶宏孝．四逆汤加减治疗喉喑1例．中医杂志，1988，(3)：60.

［6］王长宏．四逆汤加味治疗喉痹30例．中国中医药科技，1997，4 (4)：211.

［7］李凤儒．四逆汤新用举隅．山西中医，1999，15 (1)：50.

［8］陈亮．四逆汤临床应用体会．中医杂志，2005，22 (2)：147.

［9］黄金元．中药治疗过敏性鼻炎验案．湖北中医杂志，1999，21 (12)：563.

［10］晏英．四逆汤加减结合鼻塞填充治疗老年鼻衄60例．贵阳中医学院学报，2009，31 (2)：48－49.

［11］李洪善．四逆汤治疗鼻衄崩漏案．新中医，1989，(2)：32.

第八章

皮肤科病证

第一节 荨麻疹

荨麻疹俗称风团，是一种过敏性皮肤病，主要皮损表现是水肿性片、块炎症，发痒，中医学称为"瘤晶"、"瘾疹"。除急性和慢性荨麻疹外，常见的还有丘疹状荨麻疹、血管神经性水肿以及划痕症等数类。中医辨证论治，认为这是"风邪"所致，故起病迅速，消退也快，游走不定，奇痒。但风邪往往有兼证，急性的一般有风寒证、风热证之分，慢性的也有虚实寒热，内风、外风之分。一般认为中药对急性发作的病人疗效较好，对慢性病人则较差。

【病案举例】

1. 梁氏[1]治疗病例，张某，女，16岁，学生，于1979年12月22日初诊。6天前气候骤然寒冷而发病。患者两手背腕关节以上拇指至中指间局部有约9cm×6cm的一片大小不等的红色斑丘疹，呈对称性点、片状，红肿、灼热，痒痛搔抓，肢冷，舌质红润，舌苔薄白，脉沉细而迟。拟用扶阳温化，佐祛风散寒之法治之。予以：附片30g，细辛6g，防风10g，生姜1块，甘草3g。水煎服，日服1剂。服上方2剂后，痒痛减轻。守原方再服一二剂。二诊：痒痛全消，疹块及疹点已退，仅留暗紫色斑痕，两手已温，脉沉细。后予以：附片30g，生姜1块，甘草3g。水煎服，日服1剂。后随访，诸证痊愈。1980年1月6日因天气骤冷又再度复发，继投以"玉屏风四逆汤"，水煎服，2剂而获效，未复发。

按：本例属冷性荨麻疹，采用扶阳温化、祛风散寒法治疗，疗效满意。冷性荨麻疹的起因是由于肾阳不足，阳虚不能充达四末，亦不能御寒及温养筋脉。外受寒邪侵袭，以致气血凝滞而发为本症。所以要以"四逆汤"为主进行治疗，意在用以扶阳祛寒，细辛通彻表里以散寒，防风祛风胜湿止痛。再度复发时，加投"玉屏风"以增强肌表抗邪之力。这样，方证相符，故收到较好疗效。

2. 李氏[2]治疗病例，牛某，女，26岁，1995年7月7日初诊。产后 2 个月，全身起丘疹 10 天。10 天前外出采桑淋雨，当晚即见全身泛发丘疹，肌肤奇痒，搔之则色红成片，身倦，头晕，夜间难眠，曾服阿司咪唑和小柴胡汤，不效。昨日无汗而战，日发数次。切诊所见：斑片压之退色，四肢欠温，舌淡、苔白，脉虚紧数。证属：外感风湿，阴寒内盛，治宜温阳解表。四逆汤合麻黄汤加味，处方：制附子 10g（先煎），生姜 12g，甘草 5g，麻黄 10g，桂枝 6g，藿香 10g，葛根 12g，蝉蜕 6g，当归 10g，大枣 10 个，葱白 5 段。2 剂。药后服小米粥 500mL，盖厚衣被而卧。2 日后身倦、头昏消失，斑丘疹大部消退，改用养阴固表之法，处方：葛根 15g，知母 12g，生地 12g，黄芪 20g，当归 12g，苍术 10g，防风 10g，柴胡 10g，甘草 3g。2 剂后诸症痊愈。

按：此病案病因病机为寒盛于内，阳虚于下，故有畏寒肢冷之象，治疗非四逆汤法回阳逐寒不能取效。方中附子大热有毒，温肾助阳，临证用附子，一须对证，二须慎用，制法、煎法、用量、疗程均须严格把握，取效则停。并以甘草解毒，调和诸药。原方中干姜因嫌其辛烈过猛，临证常以生姜代之。临证时视兼证而加减，总以温阳救逆而不恋邪、祛邪逐寒而不伤正为原则。

第二节　银屑病

银屑病相当于中医学的"干癣"。20 世纪 80 年代以来，国内中医学者将其辨为血热型（血热风燥）、血燥型（风热血燥）、血虚型（血虚风燥）、血瘀型（血瘀风燥）、风寒型（风寒血滞）等。而风寒自行型在银屑病病例中，约占 18% 左右，多发于冬春寒冷季节，发病前或加重前多感风寒之邪，风寒之邪结聚于皮肤，滞于经络，使皮肤局部气血不畅，无以濡养肌肤而成本病。因此，治疗当养血通脉，温经散寒祛风。

【临床应用】

洪氏[3]采用加味当归四逆汤治疗风寒型银屑病，79 例全为寻常型银屑病，其中痊愈 34 例，基本痊愈 23 例，有效 11 例，无效 11 例，总有效率为 86.1%。

【病案举例】

患者，女，11 岁，学生。1987 年 12 月 14 日初诊。皮肤丘疹 3 年余，冬重夏轻。2 天前不慎外感风寒，数日内皮疹剧增，伴恶寒，口不渴。查：全身均可见点滴状和钱币状皮损，尤以四肢为多。银白色鳞屑较厚，易剥离，基底红斑不鲜，点状出血不明显，盛痒不甚，舌淡苔薄白，脉沉细。证属风寒血滞，肌肤失养，治以养血通脉，温经散寒祛风。方用加味当归四逆汤酌减剂量，每日 1 剂，服药 6 周，皮损全退，仅余色素沉着斑，为巩固疗效，每周续服 3 剂，连服 1 个月。随访 2 年未复发。

按：本病治疗，即当归四逆汤加黄芪、防风、荆芥而成。取当归四逆汤养血通脉，温经散寒，加黄芪补气行血，与当归、杭芍相伍，使气旺血生，加强养血通脉之功。防风、荆芥祛风止痒兼助散寒。全方合用，使风寒得散，气血通畅，肌肤得养。达到"温则通"，气旺血生，"血行风自灭"的目的。

第三节　带状疱疹

带状疱疹属于中医学"蛇串疮"、"火丹"、"火带疮"、"缠腰火丹"等范畴。古籍记载颇多，多认为本病因心肝风火，或肺脾湿热所致。如《医宗金鉴》："此证俗名蛇串疮，有干湿不同，干者……属肝心二经风火，治宜龙胆泻肝汤；湿者……属脾肺二经湿热，治宜除湿胃苓汤。若腰胁生之，系肝火妄动，宜用柴胡清肝汤治之。"现临床辨证，亦常遵循此观点。在多年临床中，研习《伤寒论》，遵循六经辨证规律，常将经方活用于皮肤疾患的治疗，收到比较好的效果。对于带状疱疹的辨证论治，仍不出六经规范。大体而言，如病初起，有寒热，则常在太阳，或转入少阳，或呈三阳合病，麻黄、桂枝、柴胡剂诸方主之；亦有太阳病不解，转入阳明者，热从湿化，湿热相合，则以茵陈蒿汤主之；甚或下焦蓄血、瘀热互结，少腹部疼痛甚，大便难，则以桃核承气汤攻之，或茵陈蒿汤合桃核承气汤，湿热瘀结一并攻之；虚人常现太阴证候，如脾虚便溏，可用理中；阳虚肢冷，则在少阴，必用四逆汤救之；又或厥阴血寒，则以当归四逆汤，甚或当归四逆加吴茱萸生姜汤治之。

【病案举例】

欧阳氏[4]治疗病例，李某，女，49 岁，2006 年 8 月 14 日初诊。40天前左腰腹部出现红斑疹，水疱，疼痛不显。外院诊断：带状疱疹。经中、西药治疗后皮疹消退。但 20 天前原皮疹处出现疼痛，并逐渐加重。外院给予止痛，营养神经等西药治疗未效。现疼痛甚，平素易疲劳，怕冷，汗出，形体偏胖，胃纳欠佳，二便尚可。舌淡红，苔薄润，脉沉细。予四逆汤合瓜蒌红花甘草汤、芍药甘草汤加减：全瓜蒌 40g，红花10g，白芍 60g，苍术 15g，茯苓 15g，熟附子 15g，桔梗 20g，全蝎 6g，蜈蚣 2 条，炙甘草 10g。3 剂。外用甘马醋剂。二诊时疼痛已减轻许多，且怕冷、疲劳诸症均好转，纳增，前方继服 7 剂，疼痛消失而愈。

　　按：带状疱疹多谓因肝经湿热，或肝经火毒为患，常以龙胆泻肝汤、柴胡清肝汤诸方，以清泄肝经湿热，郁火为治。然临床观察，此病实证、热证者虽多，而虚证、寒证者殊非少见。带状疱疹常发于年老体弱者，或过度劳累，感冒体虚，或常服他药抑制免疫力者。邪气总由虚处而入，故《内经》云："正气存内，邪不可干；邪之所凑，其气必虚。"此其一也；其二，人之体有老少强弱之分，其少而强者，虽一时之虚而感邪，而体本不虚，邪从实化，热化，则龙胆泻肝汤、柴胡清肝汤自是对的之方；若老而弱者，机体不能奋起抗邪，必现虚证、寒证。若再过用寒凉，必戕伐正气，助纣为虐。临床经验，阳虚阴盛者，必加用附子，甚或四逆汤以扶阳破阴，散寒止痛，方可取得佳效。例如本案，来诊时正值八月炎暑，何敢动用大辛大热之附子，不惧其热乎？中医一贯强调"有是证用是药"，患者平素体胖而弱，怕冷、汗出、疲劳，舌润，脉沉细，一副阳虚阴盛之象；且初病时不痛，20日后疼痛再显，正是少阴元阳匮乏，鼓动无力，不能尽驱余邪。故于方中加入附子，取四逆汤意，以复其阳气，散其阴寒，则疼痛立除，取得很好的疗效。如何运用四逆汤？前贤郑钦安、吴佩衡、范中林等均有丰富的辨证运用经验。经参酌体会，除典型的四逆汤证外，以下证候如：神情倦怠、畏寒、汗出肢冷、口不渴，或渴而不思饮、大便溏，或大便难而腹无所苦、夜尿多、舌淡白、脉弱等，均为辨证应用四逆汤证之眼目，不可不察。

参考文献

[1] 梁学仁. 用四逆汤加味治疗冷性荨麻疹一例. 社区杂志，1994（3）：6.
[2] 李凤儒. 四逆汤新用举隅. 山西中医，1999，15（1）：50.
[3] 洪世德. 加味当归四逆汤治疗风寒型银屑病. 云南中医学院学报，1993，16（4）：47，52.
[4] 欧阳卫劝. 经方治疗带状疱疹验案举隅. 河南中医，2007，27（7）：9.

下 篇

实验研究

第一章
四逆汤中组成中药的药理研究

一、炙甘草

（一）对消化系统的影响

1. 抗溃疡作用　很多实验表明甘草浸膏对幽门结扎造成的溃疡显示出有意义的抑制。甘草提取物 FM100 腹腔给药 100mg/kg 使溃疡被抑制，胃液分泌抑制也很显著。$18-\beta-$甘草次酸半琥珀酸二钠盐具有一定的抗溃疡作用，能改善症状，促进愈合。动物实验证明胃黏膜损伤和豚鼠的拘束应激性胃出血有保护作用[1]。甘草锌 26~52mg/kg 灌胃能对大鼠慢性醋酸型、应激型、利血平型、幽门结扎型胃溃疡具有明显的保护作用，能使胃溃疡的面积和体积缩小，胃黏膜的损伤程度、溃疡面的充血和出血程度减轻，并表现出良好的剂量与效应关系[2]。

2. 解痉作用　10% 甘草浸膏 4mL/kg 给兔灌胃后胃运动逐渐减弱，30 分钟后胃运动几乎完全停止[3]。甘草、白芍水提合剂对在体兔肠管平滑肌运动有明显的抑制作用，两者合用较单用效果较好，除频作用较降幅度作用强[4]。

3. 促进胰液分泌作用　有人对甘草提取物中的组分 FM100 对人内源性分泌素的释放和胰液分泌进行了研究，十二指肠给 FM100 剂量为 200mg、400mg 和 800mg，可提高血中分泌素浓度及胰腺 HCO_3^- 的排出，并呈剂量依赖关系。分泌素与排出 HCO_3^- 呈明显相关关系，结果表明 FM100 能促进分泌素的释放，而胰腺 HCO_3^- 分泌则由分泌素血药浓度升高引起[5]。

4. 保肝作用　甘草浸膏口服，对四氯化碳所致大鼠肝损伤有明显的保护作用，可使肝脏的变性和坏死显著减轻，肝细胞内的糖原及核糖核酸恢复，血清谷丙转氨酶活力显著下降[6~7]。甘草甜素、甘草次酸可使结扎总胆管的家兔、大鼠血胆红素降低，尿胆红素排泄增加，此作用比葡萄糖醛酸内酯及蛋氨酸强。甘草类黄酮对四氯化碳致小鼠急性肝损伤有保护作用。

（二）对心血管系统的影响

1. 降脂作用　甘草甜素每日 10mg/kg 肌内注射，连续 5 日，对实验性家兔高脂血症有明显的降脂作用[8]。

2. 抑制血小板聚集作用

3. 抗心律失常作用　$18-\beta-$ 甘草次酸钠能对抗氯仿诱发的小鼠室颤，氯仿 – 肾上腺素所致兔室性心律失常，延长氯化钙所致大鼠室性心律失常出现时间，减慢大鼠和兔心律率，部分对抗异丙肾上腺素的心率加速作用[9]。研究表明，炙甘草汤加味方能明显降低大鼠右心房自律性，明显抑制肾上腺素诱发的离体豚鼠左心房肌的自律性和兴奋性，对豚鼠的左心房肌的功能不应期也能明显延长[10]。对乌头碱诱发的心律失常，甘草类黄酮与异甘草素能有效解除附子心脏毒性作用[11]。

（三）对泌尿系统的影响

甘草甜素对大鼠具有抗利尿作用，伴随着钠排出量减少，钾排出量也轻度减少。此外，甘草次酸及其盐类也有明显的抗利尿作用[3]。

（四）对内分泌功能的影响

甘草次酸具有抑制小鼠生殖腺产生睾丸酮的作用，此外可促进肾上腺组织中 $3\beta-$ HSDRNA 表达及增加脂类含量，使肾上腺皮质激素的合成和分泌增加[12]。

（五）对免疫功能的影响

甘草甜素可增强植物分裂原诱导淋巴细胞分泌介白质 – 2 的能力，并可增加植物分裂原诱导淋巴细胞分泌干扰素的产生[13]；用 ^{3}H – TdR 同位素渗入法检测甘草甜素，对 ConA – So 功能的影响，各种浓度的甘草甜素均有降低 ConA – So 抑制活性的作用。甘草甜素 50mg/kg 腹腔注射能抑制蛋清所致的豚鼠过敏反应[5]。甘草甜素在 0.46mM 浓度时，能抑制组胺释放剂 – 化合物 48/80 引起的肥大细胞脱颗粒，从而阻止了过敏介质的释放[14]。此外甘草甜素能明显的抑制酵母聚糖及前列腺素 E_2 引起的大鼠腹腔细胞内环腺苷酸的上升。甘草提取物 LX 可明显降低青梅噻唑致敏豚鼠过敏休克的发生率和死亡率[15]，LX 对小鼠过敏性休克也有保护作用[16]。不同浓度的甘草酸铵（$1 \times 10^{-7} \sim 1 \times 10^{-1}$ mg/mL）均可明显抑制用人 IgG 免疫 BALB/C 小鼠淋巴细胞的抗体合成[17]。

（六）解毒作用

用小鼠实验发现甘草浸膏及甘草甜素对士的宁、乌拉坦、可卡因、苯砷、升汞等毒性有较明显的解毒作用；对印防己毒素、咖啡因、乙酰胆碱、毛果芸香碱、烟碱、巴比妥类等的解毒作用次之；对阿托品、毒扁豆碱、吗啡等则无效[18~20]。甘草甜素对河豚毒、蛇毒都有解毒作用，与蛇毒混合注射于小鼠可预防蛇毒的致死作用和局部的坏死作用，其效力高于蛇毒血清，甘草甜素还能解除白喉毒素、破伤风毒素的致死作用[21]。

（七）对内耳听觉功能的影响

有人采用 $18-\beta-$ 甘草次酸半琥珀酸酯二钠，研究了甘草次酸对内耳听觉功能的影响，给豚鼠肌内注射甘草次酸半琥珀酸酯二钠还具有提高豚鼠内耳听觉功能的作用[22]。甘草酸与链霉素碱性基团结合成甘草酸链霉素后，不影响其抗菌活性，但能减轻两霉素对前庭神经的损害[23]。

（八）解热、镇痛、抗惊厥作用

甘草次酸及甘草甜素分别对发热的小鼠，小鼠及家兔具有解热的作用，FM100 有镇痛、解痉、抗惊厥及抑制胃液分泌的作用。

（九）抗癌作用

甘草甜素能使大鼠腹水肝癌及小鼠艾氏腹水癌细胞产生形态学上的变化，甘草甜素尚能抑制皮下注射的移植吉田肉瘤，还能防止多氧化联苯对雄性小鼠导致的肝癌并能预防 0.06% 甲基－氨偶氮苯所引起的肝癌；甘草次酸对大鼠移植的骨髓瘤具有与可的松每日 50mg/kg 相同的抑制作用。

二、附子

（一）对心血管系统的作用

1. 强心作用　生附子有明显的强心作用，其剧毒成分是乌头碱，乌头碱可使离体或在位蛙心出现短暂的强心作用，随即转入抑制，心缩力减弱，心律紊乱，最后心跳停止等毒性作用。乌头碱水解产物乌头原碱的毒性仅为原生物碱的 1/2000 ~ 1/4000，无明显强心作用[24~27]。生附子浸出液因含大量乌头碱，故对心肌呈明显的毒性作用[28~29]。所含消旋去甲基乌药碱具强心作用[30]。

2. 对心率和心律的影响　附子煎剂对离体哺乳动物心脏有明显的作用，不仅心肌收缩力加强，收缩幅度增加，且频率加快[31]。附子注射液能对抗垂体后叶素所致的各种不同类型的心律失常[32]。附子的强心成分去甲基乌头碱有对抗缓慢型心律失常的作用[33~34]。

3. 血管和血压的影响　附子对血液循环有明显的作用，在静脉注射附子煎剂后，猫冠脉和股动脉血流量增加[35]。能明显升高清醒正常犬的血压，也使心衰猫的血压升高，其升压作用可被 α 阻断剂所阻断[36~37]。静脉注射附子水溶部分 7.5mg/kg、15mg/kg 和 30mg/kg，可使麻醉犬股动脉血流量分别增 30%、70% 和 129%，其作用维持 10 分钟，由此可以解释病人服用、注射附子或含有附子的制剂后四肢变暖的原因[38]。

（二）　对中枢神经系统的作用

小鼠口服生附子冷浸液能延长环己巴比妥引起的睡眠时间，减少自主运动并降低体温[39]。生附子对小鼠根部加压法能使假性痛阈值上升30% ~40%[40]。

（三）　对免疫功能的影响

附子注射液可提高小鼠体液免疫功能及豚鼠血清补体含量，可使 T 细胞和 RE 花环形成细胞明显上升，4mL/（kg·d）共 9 天皮下注射，可使淋巴细胞转化明显上升[41]。

（四）　对植物神经系统的作用

生附子能引起大鼠血压下降及心率减慢，对豚鼠右心房呈负性肌力作用，有收缩回肠肌作用。生附子和乌头碱对大鼠离体回肠肌的收缩作用能被阿托品抑制，故可能具副交感神经兴奋作用。生附子的这些作用系由乌头碱类生物碱引起的[42]。

（五）　局麻作用

附子和乌头碱能刺激局部皮肤、黏膜、感觉神经末梢，先兴奋产生瘙痒与灼热感，继以麻醉，丧失知觉[43]。

（六）　抗寒冷作用

附子煎液能延迟处于寒冷环境下的小鸡和大鼠的死亡时间，减少同一时间内的死亡率，并延缓小鸡和大鼠的体温下降[44]。

（七）其他作用

去甲乌药碱能明显降低家兔的肾血流量，尿中钠排泄减少，而对尿量和钾的排泄无明显影响[45]。

三、干姜

（一）对中枢神经系统的作用

干姜浸剂对小鼠自发运动有抑制倾向，能延长环己巴比妥的睡眠作用，但未见降体温作用。姜的各种有效成分可诱发实验动物自发运动抑制，加强镇静催眠作用，对抗中枢兴奋药的作用等。姜烯酮、姜酚都能明显抑制小鼠自发性运动[46~47]。干姜的醚提取物和水提取物都有明显的镇痛作用[48]。

（二）对消化系统的作用

干姜浸剂可显著抑制硫酸铜诱发的蛙呕吐，干姜浸剂对应激性溃疡有抑制作用，并能抑制胃液酸度和胃液分泌。而干姜浸剂抑制应激性溃疡与抑制胃液分泌和胃液酸度有关[49]。

（三）对心血管系统的作用

干姜浸剂可使离体心脏自主运动增强。干姜水提取物 10g/kg、20g/kg 及干姜挥发油 0.75mL/kg、1.5mL/kg 灌胃对大鼠实验性血栓形成有明显预防作用。对阈浓度二磷酸腺苷、胶原诱导的家兔血小板聚集有明显的抑制作用，并存在剂量依赖关系，干姜水提取物能显著延长白陶土部分凝血活酶时间[50]。

（四）抗炎作用

干姜及其挥发油成分使幼年小鼠胸腺明显萎缩，使大鼠肾上腺中维生素 C 含量显著降低[51]。干姜的醚提取物和水提取物都有明显的抗炎作用[52]。

（五）抗缺氧作用

干姜醚提取物 1.5mL/kg、3.0mL/kg 灌胃，能减慢整体小鼠的耗氧速度，延长常压密闭缺氧和氰化钾中毒缺氧模型小鼠的存活时间，也能延长断头小鼠的张口动作持续时间。干姜水提取物对上述缺氧模型均无作用[53]。

（六）抗动脉硬化作用

姜的甲醇提取物对胆固醇饮食家兔有降低血清胆固醇、抑制血中总胆固醇/磷脂比值升高、减轻动脉粥样硬化病变的作用[54]。

（七）其他作用

干姜浸剂能抑制血管通透性，与半夏浸剂同用有利尿作用[55]。干姜乙醇提取物 100.0ppm 浓度使波多黎各的螺有 20% 的死亡率。萃取、层析得到的姜辣素和姜烯酮有明显的灭螺活性[56]。

第二章

四逆汤全方药理研究

一、抗休克作用

用阻断家兔肠系膜上动脉的方法，造成原发性小肠缺血损伤性继发性小肠缺血性损伤的晚期失血性休克，采用肠道内灌注四逆汤煎剂以观察其抗休克的疗效和对休克小肠的保护作用。结果无论一次给药组或持续给药组，血压下降值均较对照组降低，腹腔渗液明显减少，血压 – 时间曲线明显抬高。实验结束时解剖动物，肉眼所见的小肠病变给药组明显减轻，色泽红润，出血点减少，而对照组小肠黏膜色泽发暗，弥漫出血，常有多发性溃疡及大片坏死。推测休克时本方主要作用于肠道，保护休克小肠，阻断致死性休克不可逆发展的肠道因素形成，此外，本方可能有改善肠微循环的作用[57]。

二、对心脏功能的作用

四逆汤对应激老年小鼠心脏具有保护作用，表现在削弱应激引起的自由基损伤因素，增强自由基防御机制，改善心肌的血流灌流，克服了应激引起的心肌缺血[58]。四逆汤及其单味药附子、甘草有显著的抗脂质过氧化作用，而干姜无此作用。四逆汤还可有效地清除氧自由基，其各单味药在某种程度上有类似的作用，但不及全方[59]。

三、对血压的作用

实验表明四逆汤对麻醉家兔低血压状态有升压作用。单味附子虽有一定的强心升压作用，但起作用不如四逆汤，且可导致异位性心律失常；单味甘草虽有升压作用，但不能增加心脏的收缩幅度；单味干姜未能显示任何有意义的生理作用。而四逆汤其强心升压作用优于各单味药组，且能减慢窦性心律，避免了单味附子所产生的异位心律失常。四逆汤的升压效应，展示了四逆汤可作为临床抗休克重要制剂的良好前景[60]。

四、镇痛、抗炎作用

用小鼠热板法测定不同程度痛阈，发现四逆汤的镇痛效应强度与剂量成正相关，镇痛效应半衰期为 6.84 小时。又用 ED_{50} 测定四逆汤抗大鼠蛋清性关节肿效应，推算得药物抗炎成分在大鼠体内 6 小时存留率是 0.69%，抗炎药药物半衰期为 11.35 小时[61]。

五、对免疫功能的作用

四逆汤各单味组成药均可阻止激素引起的血清 lgG 水平的下降，显著提高血清 lgG 水平。四逆汤不仅可提高正常大鼠血清 lgG 水平，而且也可提高注射氢化可的松的大鼠血清 lgG 水平[62]。四逆汤对正常机体的吞噬细胞吞噬率、吞噬指数及溶菌酶含量无明显影响，能明显对抗 CY 的抑制作用而达正常水平，对 T、B 淋巴细胞增值有相应效应，即对正常机体和免疫功能低下状态的 T 细胞增值有促进作用，并使后者达到正常对照水平，对 B 细胞增值有抑制作用，且有明显的协同作用，提示四逆汤的免疫药理作用是多方面的，其临床效应是它对机体呈现免疫调节活性的综合反映[63]。

参考文献

［1］渡边和夫. 代谢，1973，10（5）：626.

［2］张洪泉. 新疆医学院学报，1987，10（3）：177.

［3］张宝恒. 药学学报，1963，10（11）：688.

［4］Takagi Keijiro. International Journal of Orientil Medicine，1989，14（4）：185.

［5］Shiratori Keiko et al. Pancreas，1986，1（6）：39.

［6］陕西医学院肝病研究组. 新医药学杂志，1973，（9）：21.

［7］毛良. 上海中医药杂志，1964，（7）：10.

［8］湖南医药工业研究所. 国外中药研究参考《甘草》，1975.

［9］李新芳. 中国中药杂志，1992，17（3）：176.

［10］沈玲. 中药新药与临床药理，1995，6（1）：42.

［11］胡小鹰. 南京中医药大学学报，1996，（5）：23.

［12］刘学辉. 肾脏病与透析肾移植杂志，1995，（5）：417.

［13］梁再斌. 中国医科大学学报，1991，20（4）：257.

［14］张宝恒. 药学通报，1979，（5）：224.

［15］乔海灵. 中药药理与临床，1990，6（1）：27.

［16］杨贵贞. 中国免疫学杂志，1986，2（1）：4.

[17] 殷金珠. 中华微生物和免疫学杂志, 1991, 11 (4): 248.

[18] 朱颜. 中药的药理与应用. 北京: 北京健康书店, 1954, 231.

[19] 湖北医学院药理组. 湖北医学院学报, 1959, (10): 59.

[20] 闫应举. 中华医学杂志, 1956, 42 (8): 761.

[21] 徐估夏. 中华医学杂志, 1956, 42 (8): 755.

[22] 董维嘉. 中草药, 1989, 20 (11): 27.

[23] 上海中医学院耳聋研究组. 中华医学杂志, 1974, 54 (9): 216.

[24] 饶曼人. 药学学报, 1996, (3): 195.

[25] 刘应泉译. 国外医学中医中药分册, 1980, (1): 10.

[26] 江苏新医学院. 中药大辞典 (上册). 上海: 上海人民出版社, 1977.

[27] 饶曼人. 江苏中医, 1961, (11): 4.

[28] CA. 1960, 54: 3726.

[29] 佐藤博. 汉方研究, 1796, (11): 425.

[30] 小菅卓夫. 汉方医药, 1794, (11): 381.

[31] 饶曼人. 药学学报, 1966, (3): 195.

[32] 石山. 中医杂志, 1980, 21 (9): 67.

[33] 姜文卿. 中华心血管病杂志, 1980, 8 (2): 95.

[34] 石山. 中医杂志, 1980, 21 (9): 67.

[35] 刘天培. 药学学报, 1966, 13 (8): 573.

[36] 黄能惠. 中国药理学报, 1980, (1): 34.

[37] 左箴. 第二军医大学学报, 1982, (1): 19.

[38] 周远鹏. 中草药, 1983, 14 (6): 29.

[39] 唐希灿. 中国药理学报, 1986, 7 (5): 413.

[40] Hikino H et al. 药学杂志, 1979, (3): 252.

[41] 金治革. 中草药, 1987, 18 (8): 30.

[42] Hikino H et al. 药学杂志, 1979, (3): 252.

[43] 全国中草药汇编 (上册), 第一版. 人民卫生出版社, 1975: 207.

[44] 矢数圭堂. 日本东洋医学会志, 1965, 16 (2): 76.

[45] 孙安盛. 遵义医学院学报, 1988, 11 (2): 8.

[46] 油田正树他. 国外医学·中医中药分册. 1981, (2): 53

[47] 张竹心. 中草药, 1988, 19 (9): 23.

[48] 张明发. 中医药研究, 1992, (1): 41.

[49] 笠原义正他. 生药学杂志, 1983, 37 (1): 73.

[50] 许青媛. 中国中药杂志, 1991, 16 (2): 113.

[51] 谢怀明. 陕西新医药, 1984, 13 (5): 58.

[52] 张明发. 中医药研究, 1992, (1): 41.

[53] 张明发. 中国中药杂志, 1991, 16 (3): 170.

[54] Sharma I. Phytother Res, 1996, 10 (6): 517.

［55］笠原义正他．生药学杂志，1983，37（1）：73.

［56］ClementO. et al. Planta Medica，1990，56（4）：374.

［57］唐朝枢．逆汤肠道给药对家兔实验性休克的治疗作用．中医杂志，1982，23
（11）：73.

［58］吴伟康．四逆汤抗自由基保护应激老年小鼠心脏的研究．中药药理与临床，
1884，（5）：1.

［59］吴伟康．四逆汤清除氧自由基及抑制心脏脂质过氧化反应的体外试验．中国
中药杂志，1995，20（11）：690.

［60］韩新民．逆汤对麻醉家兔低血压状态升压效应的初步拆房研究．中成药研究，
1983，（2）：26.

［61］周京滋．附子、四逆汤镇痛、抗炎作用的药效动力学研究．中国中药杂志，
1992，17（2）：104.

［62］吴伟康．四逆汤方药对注射大剂量氢化可的松大鼠血清 lgG 水平影响的初步
观察．中医杂志，1988，29（10）：60.

［63］朱新华．四逆汤免疫调节活性的实验研究．中国实验临床免疫学杂志，1995，
7（6）：47.